Edoardo Fazzioli

Des Kaisers Apotheke

木之木

赤檉木 無毒

植生

赤檉木

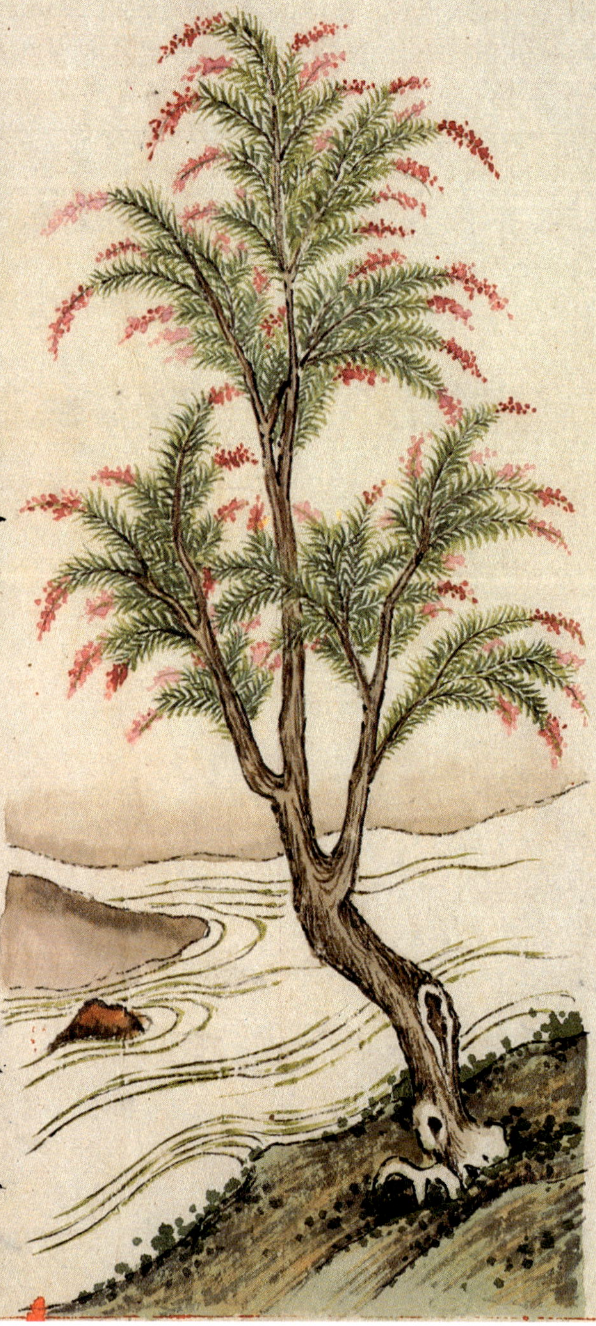

赤檉木主剝驢馬血入肉毒取以火炙用熨之亦可煑汁浸之○脂名檉乳入合質

Edoardo Fazzioli

Des Kaisers Apotheke

Die altchinesische Kunst,
mit Pflanzen zu heilen

Unter Mitarbeit
von Eileen Chán Měi Líng Fazzioli

Bechtermünz

Meinem Freund
Stefano Chiaraviglio

Genehmigte Lizenzausgabe
für Weltbild Verlag GmbH, Augsburg 2000

Übersetzung aus dem Italienischen: Anna Eckner, Pulheim
Umschlaggestaltung: DYADEsign, Thomas Jarzina, Düsseldorf
Umschlagillustration: Andrea Kuckelkorn, Düsseldorf
Gesamtherstellung: Artes Graficas Toledo
Printed in Spain
D.L. TO: 331-2000
ISBN 3-8289-1885-9

Inhalt

ZEITTAFEL

ca. 2000 – ca. 1500 v. Chr.	Xia-Dynastie (legendär)
ca. 1700 – ca. 1025 v. Chr.	Shang (Yin)-Dynastie
ca. 1025 – ca. 250 v. Chr.	Zhou-Dynastie 475 v. Chr. – 221 v. Chr. »Streitende Reiche«
221 – 207 v. Chr.	1. Reichseinigung Qin-Dynastie
202 v. Chr. – 220 n. Chr.	Han-Dynastie 202 v. Chr. – 9 n. Chr. Westliche Han-Dynastie 9 n. Chr. – 23 n. Chr. Xin-Dynastie 25 n. Chr. – 220 n. Chr. Östliche Han-Dynastie
220 – 280	1. Reichsteilung »Drei Reiche« 220 – 264 Wei-Dynastie 221 – 263 Shu-Dynastie 222 – 280 Wu-Dynastie
265 – 420	2. Reichseinigung Jin-Dynastie 265 – 316 Westliche Jin-Dynastie 317 – 420 Östliche Jin-Dynastie
420 – 589	2. Reichsteilung »Südliche und nördliche Dynastien« 420 – 478 Frühe Song-Dynastie (Süden) 479 – 501 Südliche Qi-Dynastie (Süden) 502 – 556 Liang-Dynastie (Süden) 557 – 589 Chen-Dynastie (Süden) 304 – 439 »Sechzehn Reiche« (Norden) 386 – 534 Nördliche Wei-Dynastie (Norden) 535 – 556 Westliche Wei-Dynastie (Norden) 534 – 550 Östliche Wei-Dynastie (Norden) 557 – 580 Nördliche Zhou-Dynastie (Norden) 550 – 577 Nördliche Qi-Dynastie (Norden)
581/589 – 618	3. Reichseinigung Sui-Dynastie
618 – 906	Tang-Dynastie
907 – 960	3. Reichsteilung »Fünf Dynastien« 907 – 923 Spätere Liang-Dynastie (Norden) 923 – 937 Spätere Tang-Dynastie (Norden) 937 – 947 Spätere Jin-Dynastie (Norden) 947 – 951 Spätere Han-Dynastie (Norden) 951 – 960 Spätere Zhou-Dynastie (Norden) (907/1066 – 1125 Liao-Dynastie) (Norden) 907 – 979 »Zehn Reiche« (Süden)
960 – 1279	4. Reichseinigung Song-Dynastie 960 – 1126 Nördliche Song-Dynastie 990 – 1227 Xi-Xia-Dynastie 1066 – 1125 Liao-Dynastie 1115 – 1234 Jin-Dynastie 1127 – 1279 Südliche Song-Dynastie
1280 – 1368	Yuan-Dynastie
1368 – 1644	Ming-Dynastie
1644 – 1912	Qing-Dynastie (Mandschu)
1912 – 1949	Republik China
1949 –	Volksrepublik China / Republik China (Taiwan)

EINLEITUNG

Eine bebilderte Handschrift aus dem Jahre 1505, von dem Orientalisten Carlo Valenziani als »wunderschön und selbst in China von hohem Seltenheitswert« eingeschätzt, löste 1947 eine diplomatische Auseinandersetzung zwischen der Republik China unter Jiang Jieshi (Chiang Kaishek) und der italienischen Regierung aus. 1946, im Anschluß an die Friedensverträge des Zweiten Weltkriegs, war in Rom ein gewisser Yuan T'ung Li (Yuan Tongli) als Abgesandter der chinesischen Regierung eingetroffen. Er hatte den Auftrag, aus Europa alte Bücher und Kunstobjekte zurückzuholen, die während des Krieges aus seinem Land entwendet worden waren. Während seines Aufenthaltes in Rom hatte er der Nationalbibliothek einen äußerst gründlichen Besuch abgestattet. Kurze Zeit danach erging an die italienische Regierung die offizielle Aufforderung, das »Ben cao pin hui jing yao«, eine wertvolle Enzyklopädie der chinesischen Heilmittelkunde, zurückzugeben.

Der Anklage zufolge sei das Buch während eines Brandes in der Verbotenen Stadt geraubt worden, wo die Feuerwehr der italienischen Legation als erste zur Stelle gewesen war.

Diese Version der Geschichte wurde von mehreren Autoren unterstützt. So behauptete T'ao Hsiang (Tao Xiang) 1933 in Beijing (Peking), die Handschrift des Kaiserlichen Ben Cao (sprich: »ben tsao«) sei während des Brandes verschwunden, der am 27. Juni 1923 in der Verbotenen Stadt ausgebrochen war, und zwar im Saal Zhang Zheng, also dort, wo die Wertobjekte des mandschurischen Herrscherhauses aufbewahrt wurden. Gelegt wurde der Brand von Eunuchen, die auf diese Weise die Spuren ihrer Diebstähle verwischen wollten. Oder aber, so hieß es, das Buch wurde entwendet, als Feng Yuxiang Kaiser Pu Yi 1924 aus dem Palast vertrieb. In jenen Tagen wurden die Antiquitätenläden in Beijing von Wertgegenständen, Gemälden und Büchern aus dem Kaiserhaus geradezu überschwemmt.

1936 gab die Commercial Press in Shanghai eine Kopie des Kaiserlichen Ben Cao, die während der Qing-Dynastie angefertigt worden war, ohne die Bildtafeln in Druck. Der Gelehrte Wang Zhongmin behauptete damals in einer Beijinger Zeitschrift, es gäbe zwei Original-Handschriften des Kaiserlichen Ben Cao. Eine befinde sich in Rom, die andere in Beijing im Privatbesitz eines gewissen Guo Shiwu.

In jenem Jahr besuchte auch Yuan Tongli, der spätere Botschafter der Regierung Jiang Jieshi, seinen Kollegen Giovanni Vacca. Bei dieser Gelegenheit weilte er auch in der römischen Nationalbibliothek Vittorio Emmanuele II, wo er mit großem Interesse das wertvolle Manuskript in Augenschein nahm.

Als die italienischen Behörden sich gerade mit dem Problem auseinandersetzten, ob sie dem Druck der chinesischen Botschaft nachgeben sollten, vollzog sich in China die historische Wende. Die Republik Jiang Jieshis wurde ersetzt durch die Volksrepublik China Mao Zedongs. Dennoch war das Ringen noch nicht zu Ende. 1952 beteiligte sich auch der Japaner T. Okanishi an dem Streit, und auch in Hongkong wurde das Feuer geschürt. Zuerst C. Y. Zhen (1951) und dann Fan Zi (1953) behaupteten, die in Italien verwahrte Handschrift sei nach dem Boxeraufstand um 1900 nach Italien gelangt. In seiner Autobiographie »Ich war Kaiser von China« gab auch der ehemalige Kaiser Pu Yi dem Verdacht, das Buch sei gestohlen worden, neue Nahrung.

Die Anschuldigungen sind indessen alle grundlos.

Die bebilderte Handschrift »Ben cao pin hui jing yao« war 1847 mit Bischof De Besi nach Italien gekommen. Der Prälat war 1835 Botschafter in China gewesen und hatte zwischen 1840 und 1847 die apostolische Verwaltung der Diözese Nanking geleitet. 1847 nach Italien zurückgekehrt, wurde er 1850 zum »Berater in chinesischen Angelegenheiten« ernannt. Er starb 1870. Sein Siegel als apostolischer Verwalter von Nanking ist klar und deutlich in Latein auf der Handschrift des Kaiserlichen Ben Cao zu lesen. Wir wissen allerdings nicht, wann der Prälat in Besitz der Schrift gekommen ist und von wem er sie erhalten hat. Gewiß ist allerdings, daß das Kaiserliche Ben Cao schon 1877 in der römischen Nationalbibliothek Vittorio Emmanuele II aufbewahrt wurde, das heißt gute 23 Jahre vor dem Boxeraufstand, 46 Jahre vor dem Brand im Zhang-Zheng-Saal und 47 Jahre vor dem Sturz von Pu Yi. Carlo Valenziani erwähnt und beschreibt die Handschrift in seinem 1877 in Florenz erschienenen »Katalog der kürzlich von der Bibliothek Vittorio Emmanuele in Rom erworbenen chinesischen und japanischen Bücher«.

All den Autoren, die sich auf die These eines Diebstahls stützten, war eine wichtige Einzelheit entgangen, die 1936 von Wang Chunmin belegt wurde: die Existenz

einer zweiten Handschrift des Kaiserlichen Ben Cao, das sich in Besitz von Guo Shiwu befand.
Das Ende dieser spannenden Kriminalgeschichte verdanken wir einem glücklichen Zufall und den hartnäckigen Nachforschungen des Sinologen Giuliano Bertuccioli.
Mit Hilfe der Bibliothekarin der Universität Hongkong und des Herrn Li Powen hat Bertuccioli die zweite Handschrift des Kaiserlichen Ben Cao aufgespürt, untersucht und fotografiert. Sie befand sich 1955 in Hongkong, wohin ihr Besitzer geflohen war. Die wertvolle Handschrift war damals Teil der Privatsammlung von George C. Guo, Sohn des von Wang 1936 erwähnten Guo Shiwu, der 1949 von Beijing nach Hongkong geflohen war. Was für ein Krimi!

Die Entstehung des wertvollen römischen Kodex ist nachzulesen im »Ming shi lu« (Die wahre Geschichte der Ming-Dynastie), die während der Qing-Dynastie unter Leitung von Zhang Tingyu (1793 gestorben) zusammengestellt wurde.
Da finden wir im 221. Band (Juan), daß im achten Monat des 16. Jahres der »Hong Zhi«-Periode (1488 bis 1506) der neunte Kaiser der Ming-Dynastie, Kaiser Xiao Zong (1487–1505), dem Eunuchen Xiao Jing befahl, dem Ersten Sekretär Liu Jian den kaiserlichen Auftrag zu erteilen, zwei Beamte zu ernennen, die für den Kaiser in Zusammenarbeit mit Mitgliedern der Medizinischen Akademie eine neue Schrift über die wichtigsten Heilkräuter (Ben Cao) ausarbeiten sollten.
Das war im Jahre 1503. Zuerst fiel die Wahl auf Shen Dao und Chen Ji, zwei Palastgelehrte und Mitglieder der Han-Lin-Akademie. Danach erging der Auftrag an Liu Wentai von der Medizinischen Akademie. Im Süden Beijings richtete man ein Büro ein für Ärzte, Maler und Kalligraphen. Die Gruppe bestand aus dem Eunuchen Zhang Yu als Direktor und drei leitenden Gelehrten, den Ärzten Gao Tinghe (persönlicher Leibarzt des Kaisers), Liu Wentai und Wang Pan. An den Illustrationen arbeiteten acht Maler. Des weiteren wurde noch eine ganze Schar von Sekretären, Ärzten, Forschern, Linguisten und Kalligraphen eingestellt.
Am dritten Tag des dritten Monats im 18. Jahr der »Hong Zhi«-Periode (6. April 1505) – so heißt es weiter – legten die drei leitenden Gelehrten des Unternehmens dem Kaiser die fertige Arbeit vor. Das Werk bestand aus 42 Juan (Abschnitten), zusammengefaßt in 36 Zhi (Bücher) und erhielt den offiziellen Titel »Yu zhi ben cao pin hui jing yao«. Mit dem Zusatz »yu zhi« wird ausgedrückt, daß es sich um einen »kaiserlichen Auftrag« handelte.
1701 ließ der Kaiser Guang Xi eine unter der Leitung von Wang Dao verbesserte und auf den neuesten Stand gebrachte Ausgabe des Kaiserlichen Ben Cao veröffentlichen. Dieses neue Werk in 14 Bänden erhielt einen Ergänzungsband mit Bildtafeln, die von He Shiheng kopiert wurden. Das Original geriet allerdings in Vergessenheit, und zwar dank eines Meisterwerks von Li Shizhen (1518–1593): Sein »Ben cao gang mu« wurde 1596 veröffentlicht und hat mit seinen vielen Anleihen an das Kaiserliche Ben Cao alle vorangehenden Schriften zur Arzneimittelkunde in den Schatten gestellt. Sein Werk umfaßt 1 900 000 Schriftzeichen, 1800 katalogisierte Objekte und 11 000 Arzneimittelrezepte – Ergebnis einer Arbeit von 27 Jahren, durchgeführt von einem Studenten, der bei den kaiserlichen Examina durchgefallen war.

Warum soviel Interesse an unserer Handschrift?

Die 36 Bücher dieser Enzyklopädie bestehen aus 2559 Blättern, 1358 davon sind farbige Bildtafeln. Bei dem Kodex in Hongkong fehlt ein Blatt. Das Einleitungsbuch, in der europäischen Bindung 17. und letzter Band, enthält eine Widmung an den Kaiser, das Vorwort, die Namen der Autoren und Mitarbeiter, die Angaben zur Dosierung und Zubereitung der Aufgüsse und einen Index. Die übrigen in Abschnitte eingeteilten Bände behandeln 1815 Gegenstände, die als »kaiserliche Apotheke« den Schatz einer jahrtausendalten chinesischen Heilmittelkunde darstellen: Mineralien, Kräuter, Wurzeln, Rinden, Früchte, Blüten, Harze, Säugetiere, Fische, Reptilien, Vögel, Insekten …
Die Autoren haben sich jedoch nicht auf die Pharmakologie beschränkt. Die Texte enthalten zudem auch Mythen, Märchen, Traditionen, Geschichten und Literatur, die aus dem Werk eine beeindruckende illustrierte Enzyklopädie der chinesischen Kultur machen. Ein Buch für den »Sohn des Himmels«.
Unser Kaiserliches Ben Cao ist nicht nur als kulturelles Denkmal einmalig, sondern auch deshalb so wertvoll, weil es die erste Fassung des endgültigen Werkes ist, die später dem Kaiser überreicht wurde und die Bertuccioli in Hongkong gefunden hat. Das Papier ist nicht

so schön, die Bindung weniger gut, doch kann man die verschiedenen Schriften der vielen Kalligraphen und den persönlichen Stil der Maler noch gut erkennen. Auch die Fehler sind noch nicht ausradiert, sondern nur mit dem Pinsel durchgestrichen. Wir finden sogar Angaben zur Aussprache einiger seltener Schriftzeichen sowie die Bezeichnung technischer Einzelheiten in den Skizzen. Mit der Seitenangabe gab es noch keine Schwierigkeiten. Der Text zu einem Gegenstand geht mit einigen Schriftzeichen oder einem Abschnitt über auf die Farbtafel des nächsten.
All das ist in der Endfassung verschwunden. Diese hat sehr viel farbenprächtigere, mit Gold verzierte Tafeln, keine Korrekturen sind zu sehen, die Schrift ist einheitlich, der Stil sehr viel homogener. Doch die Spontaneität, die Natürlichkeit der ersten Fassung fehlt.

»Des Kaisers Apotheke« bietet eine Auswahl von 36 Tafeln aus dem botanischen Teil des Werks. Der Leser soll mit den Texten zur Arzneimittelkunde bekanntgemacht werden, etwas über die therapeutischen Anwendungen und den Gebrauch natürlicher Mittel jener Zeit erfahren. Doch sollte auch der kulturelle Aspekt nicht zu kurz kommen. Sitten und Gebräuche werden im Zusammenhang mit den entsprechenden Gegenständen vorgestellt, damit wir unseren Horizont etwas erweitern. Die eher langatmigen Wiederholungen des Originals haben wir allerdings zu vermeiden versucht.
Es werden hier also Geschichten und Literaturbeispiele aus dem Originaltext übersetzt, wobei uns vor allem die Verständlichkeit wichtig war. Wir hoffen, Gefühle und Eindrücke zu übermitteln, das Vergnügen am Ästhetischen, die Freude über das Unbekannte auch beim Leser wecken zu können.

Vielleicht ist auch deutlich geworden, eine wie unendlich schwierige Arbeit es war, die Texte zu interpretieren. Eine dennoch sehr lohnende Aufgabe.
Wir mußten bei der Übersetzung mit Vokabeln ringen, die scheinbar ohne Sinn waren oder etwas ganz anderes bedeuteten, als die modernen Wörterbücher angeben. Ganz zu schweigen von den Schriftzeichen, die schon seit Jahrhunderten nicht mehr im Gebrauch sind.
Häufig wurde ein Stichwort mit einem literarischen Abschnitt eingeführt oder mit einem Ausschnitt aus dem Text zum jeweiligen Gegenstand, dem dann ein medizinischer Abschnitt folgt, der aus den Haupttexten des Kaiserlichen Ben Cao ausgewählt wurde. Die aus der römischen Handschrift stammende Bildtafel findet sich dann auf der nächsten Seite in verkleinerter Form, dazu die Übersetzung des entsprechenden chinesischen Textes. Dann wird noch ein Ratschlag, ein Rezept oder ein Sprichwort hinzugefügt.

Das vorliegende Buch ist kein pharmazeutisches Nachschlagewerk zur Naturheilkunde, auch wenn Rezepte darin stehen. Man darf nicht vergessen, daß dem Kaiser eine Gruppe von Ärzten zur Seite stand, die jedes medizinische Heilmittel hinsichtlich seiner Dosis, Anwendung und Auswirkung auf den hohen Patienten laufend überprüften. Um ein wirksames Heilmittel zu bekommen, muß man zudem noch eine Reihe von Vorschriften beachten und viele spezifische Kenntnisse besitzen, die den Fachleuten vorbehalten sind.
Wir haben uns um eine möglichst werkgetreue Wiedergabe bemüht, indem wir versuchten, uns in die Mentalität der Autoren des Kaiserlichen Ben Cao einzufühlen. Diese kaiserlichen Beamten mußten nicht nur über ein Fachwissen in Medizin und Arzneimittelkunde verfügen, sondern auch Botaniker, Historiker, Dichter und Maler sein, um ein Werk zu schaffen, das nicht nur wissenschaftlichen, sondern auch historischen und künstlerischen Ansprüchen genügen konnte.
Wenn die Idee zu diesem Buch verwirklicht werden konnte, verdanken wir das vielen Freunden, die unsere Arbeit unterstützt haben, vor allem jedoch zweien: Mariella De Battisti, die mit großer Entschiedenheit die vielen Hindernisse überwunden hat, und Marisa Melis, die mit ihrer ungewöhnlichen Kompetenz und unter großem Einsatz Seite für Seite des Buches redigiert hat.
»Des Kaisers Apotheke« ist ein Buch zum Anschauen, ein Fenster geöffnet zur Poesie und zur einfachen Vollkommenheit von Natur und Kunst.

Edoardo und Eileen Fazzioli

WAS IN DEN ABBILDUNGEN ZU SEHEN IST

Auch wer die chinesische Schriftsprache nicht beherrscht, kann mit Hilfe der Bildlegenden den Text der farbigen Bildtafeln verstehen und in das Innenleben des Kaiserlichen Ben Cao mit all seinen verschlüsselten, wiederholten oder kuriosen Hinweisen eindringen. Jedes Thema wird nach einem gewissen Schema abgehandelt, auch wenn dieses oft flexibel gehandhabt wird. Dadurch werden die zwar faszinierenden, aber doch häufig auch stummen Zeichen zum Sprechen gebracht.

1

Im Rechteck erscheint die Überschrift des Gegenstandes. Manchmal verweist sie auf einen bestimmten Pflanzenteil für die Arzneimittelzubereitung (Samen, Blätter, Wurzel …). Aber ebensogut kann der Herkunftsort oder die für die Arzneimittelherstellung beste Bezugsquelle der Heilpflanze genannt werden.

2

Wiederholt die botanische Bezeichnung der Pflanze, allerdings ohne Ortsangabe.

3

Liefert eine Klassifikation der Heilpflanzen, die oft ungenau, ja sogar widersprüchlich ist und auch die verwendeten Pflanzenteile benennt. Das erste Schriftzeichen (von oben nach unten) bezeichnet die Gattung, das dritte den benutzten Pflanzenteil. »Gras vom Gras«: Beim Hahnenkamm werden die kleinen Samen als Gras eingestuft, weil sie sich im Blütenstand befinden. So steht »Holz der Frucht« für Kern und »Holz des Baumes« für Rinde, aber auch für Harz oder Wurzel. Diese eher poetischen denn wissenschaftlichen Bezeichnungen finden sich nicht in den anderen Ausgaben des Ben Cao. Das Kaiserliche Ben Cao unterteilt die Pflanzen in folgende Abschnitte: Heilkräuter (vom 7. bis 15. Juan (Abschnitt), Bäume (vom 16. bis 21.), Früchte (vom 32. bis 34.), Getreide (vom 35. bis 38.) und fremdländische Pflanzen (im 41. Juan).

4

Erläutert die neutrale oder schädliche Wirkung des Heilmittels auf den Organismus und unterscheidet nach Giftigkeit: nicht giftig, leicht giftig und giftig.

5

Gibt den Zeitraum an, in dem die Pflanze, ohne ihre Heilkraft zu verlieren, angebaut werden kann. Gelegentlich werden auch der Standort (Wasser, Schlamm) oder ein Erkennungsmerkmal der Pflanze wie »Kriechpflanze«, »Schmarotzer« und »Strauch« angeführt.

6

Bezeichnet die literarische Quelle (Titel, Autor) der oben angegebenen Texte oder der botanischen Bezeichnung.

7

Im Kaiserlichen Ben Cao geben schwarze, rote und weiße Schriftzeichen die Zitate aus anderen Werken wieder. Rote Schriftzeichen bezeichnen Ausschnitte aus der »Materia Medica des Shen Nong«. Tao Hong jing (452–536), Verfasser der »Privaten Aufzeichnungen berühmter Ärzte«, war der erste, der auf diese Weise dem grundlegenden Werk der chinesischen Medizin seinen Respekt zum Ausdruck brachte. Zitate aus den »Privaten Aufzeichnungen berühmter Ärzte« haben schwarze Schriftzeichen. In dieser Ausgabe des Kaiserlichen Ben Cao wird Schwarz auch für die ursprünglich weißen Schriftzeichen der Textpassagen von Shen Nong benutzt (vgl. Hahnenkamm, Helenenkraut und Drachenauge), die dem »Kai Bao ben cao« entnommen wurden, das neun Spezialisten für Kaiser Tai Zu (Nördliche Song-Dynastie) im Jahre 969 zusammengestellt hatten. Die Verfasser hatten mit weißen Schriftzeichen die Texte von Shen Nong hervorgehoben, die Kalligraphen schrieben sie jedoch schwarz ab.

8

Übersetzung des langen Textes der Bildtafel. Hier werden die Schriftzeichen von rechts nach links und von oben nach unten gelesen. Der Text beschreibt die Anwendung; die Zitate stammen in der Regel aus der »Materia Medica des Shen Nong« und den Privaten Aufzeichnungen berühmter Ärzte«.

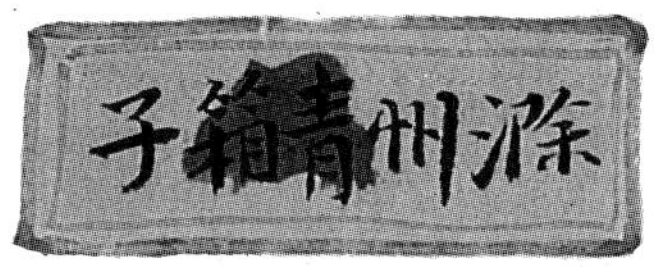

1

Samen des
Hahnenkamms aus Chu Zhou
(Chou Zhou qing xiang zi).
Chu Zhou befindet sich im Norden
der Provinz Anhui.

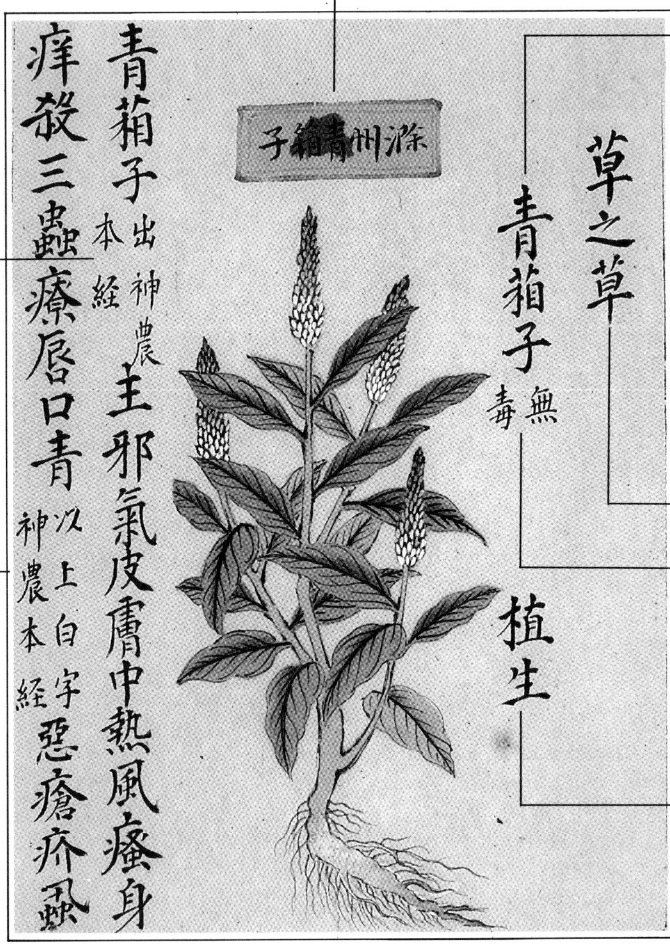

青葙子 2

Hahnenkamm
(Chu zhou qing)

草之草 3

Gras vom Gras
(Cao zhi cao)

無毒 4

Nicht giftig
(Wu du)

植生 5

Zum Anbau geeignet
(Zhi sheng)

6 出神農本經

Aus dem »Ben Cao des Shen Nong«

7 以上白字神農本經

Der Text oben, in weißen Schriftzeichen, stammt aus dem »Ben Cao des Shen Nong«

8

»Bekämpft Krankheitserreger, heilt Sonnenbrand und durch zu viel Hitze verursachte Hautstörungen. Stillt den Juckreiz, heilt die Krätze, vernichtet die drei Parasiten in den Eingeweiden. Hilft bei grün angelaufenem Mund und Lippen (wird von einer kranken Milz hervorgerufen).«
»Heilt auch Hautkrankheiten, die auf andere Mittel nicht ansprechen, blutige Hämorrhoiden, die von Läusen stammen, und ›wurmzerfressene‹ Rißwunden am unteren Körper« (aus den »Privaten Aufzeichnungen berühmter Ärzte«).

LACK

Rhus vernificera

»Der Lack ist zusammen mit der Seide die glücklichste Entdeckung der Chinesen. Sie haben damit die Kunst um ein sehr edles Material bereichert.« (Werner Speiser)
Der chinesischen Mythologie nach war der Urheber dieser Erfindung der letzte der »Weisen Kaiser«, Shun, ein Nachfolger des Gelben Kaisers Huang Di. Er soll von 2255 bis 2205 v. Chr. gelebt haben. Dieser geniale Monarch lehrte die Chinesen, das in ihren Häusern verwendete Holz mit einem Harz zu schützen und zu verschönern. Dieses Harz gewann man aus einem damals weit verbreiteten Baum, der zur Gattung der »Toxicodendren« gehört, später aber der Gattung »Rhus« zugeordnet wurde.
Die Verwendung des Lacks hat eine viertausend Jahre alte Geschichte. Sie wird in den Büchern »Han Feizi« (Das Buch des Meisters Han Fei) und »Yu Gong« (Der Beitrag des Yu) beschrieben, Bücher, die zur Zeit der »Streitenden Reiche« (475–221 v. Chr.) vervollständigt wurden. Auch der größte chinesische Historiker Sima Qian (145–86 v. Chr.) schreibt in seinem »Shi Ji« (Memoiren eines Historikers), daß der Philosoph Zhong Zhou (369–286 v. Chr.) kaiserlicher Beamter in einer Lackbaumplantage war.
Der Anbau war Staatsmonopol und sicherte ein sehr einträgliches Geschäft. Sima Qian schreibt in seinem schon erwähnten Buch weiter: »Die Einwohner der Provinzen Chen und Xia, die 1000 Mu Lackbäume besitzen (1 Mu entspricht $^1/_{15}$ ha), verfügen über denselben Reichtum wie ein Marquis, der Abgaben von tausend Familien erhält.«
Ein anderer Chinese bestätigt: »Wer tausend Lackbäume besitzt, dem bleibt kein Wunsch mehr offen.«

峽州乾漆

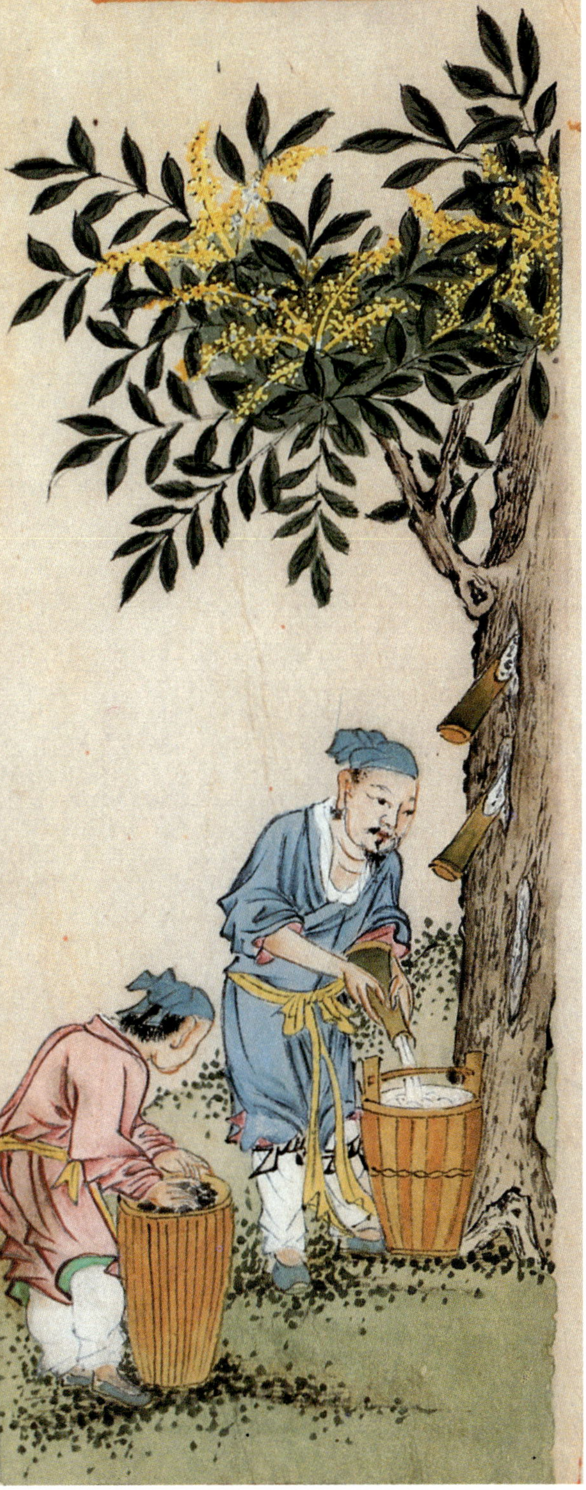

乾漆出神農本經主絕傷補中續筋骨填髓腦安五臟五緩六急風寒濕痺○生漆去長蟲久服輕身耐老以上朱字神農本經療欬嗽消瘀血痞結腰痛女子疝瘕利小腸去蚘蟲以上

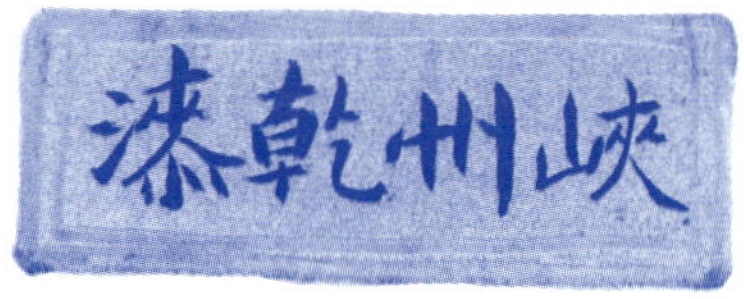

Getrockneter Lack (Gan qi)

乾漆

Getrockneter Lack
von Xia Zhou
(Xia Zhou gan qi)

出神農
本經

Aus der »Materia Medica
des Shen Nong«
(Chu Shen Nong ben jing)

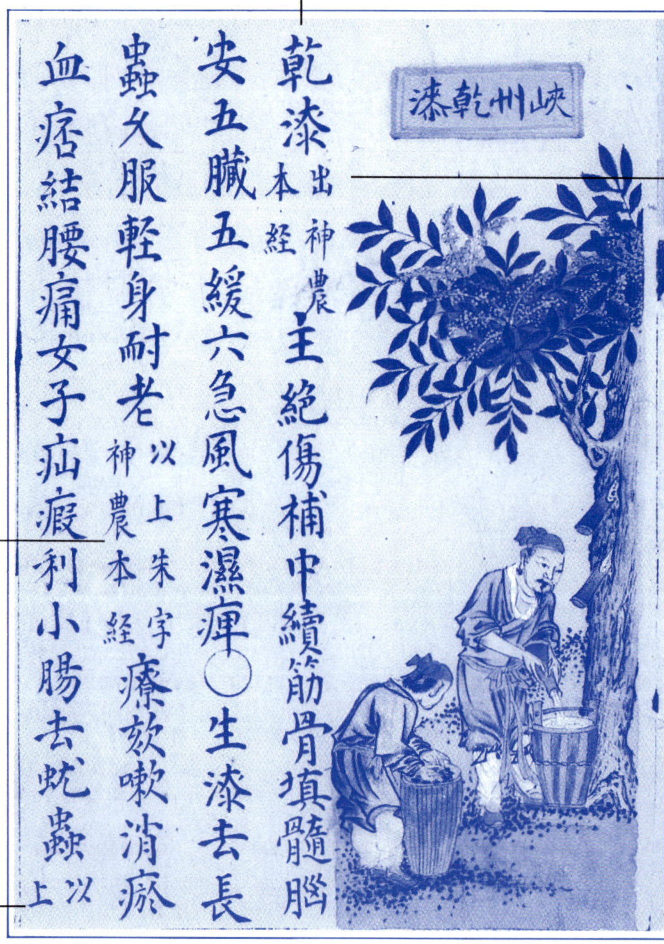

以上朱字
神農本經

Der Text oben,
in roten Schriftzeichen,
ist der »Materia Medica
des Shen Nong«
entnommen.

以上

Der Text oben, in schwarzen
Schriftzeichen, stammt aus
den »Privaten Aufzeichnungen berühmter Ärzte«.

Lindert den Husten, absorbiert
innere Blutungen, die Lendenschmerzen
verursachen. Bei Frauen behebt
es den Bauchwandbruch. Begünstigt die
Tätigkeit des Dünndarms, stößt
Spulwürmer ab.

Verschließt Wunden.
Unterstützt die Funktion der Milz
und des Magens. Begünstigt
die Heilung von Knochenbrüchen und
Muskelrissen.

Läßt Wunden schneller vernarben.
Stärkt die Funktionen von Milz und Magen.
Fördert die Heilung von Brüchen und
Muskelrissen. Regeneriert das Mark der
Wirbelsäule und das Gehirn.
Beruhigt die fünf Eingeweide. Heilt die fünf
Krankheiten von langer Dauer und die
sechs Krankheiten von kurzer Dauer und
lindert Gelenkschmerzen. Frischer
Lack beseitigt Spulwürmer. Bei
längerer Einnahme bleibt man schlank
und altert langsamer.

Lack

Die Botaniker sind sich nicht klar darüber, ob der Lackbaum (bei uns auch Sumach genannt) den Toxicodendren oder den Rhus zuzuordnen ist. Deshalb gibt es auch zwei Namen: Toxicodendron vernix und Rhus vernificera.
Das chinesische Schriftzeichen für Lack, »Qi«, ist ein Piktogramm, zusammengesetzt aus dem Radikal »Wasser« und dem phonetischen Teil »qi«, der die Aussprache angibt. Klar ist, daß es sich um eine Flüssigkeit handelt, die aus den Zweigen und dem Stamm der Pflanze herausquillt.
Der in China heimische Baum wird 15 bis 20 Jahre alt und erreicht eine Höhe von 7 bis 10 Metern. Im Sommer schneidet man die Rinde des Stammes und der größeren Äste ein und gewinnt so eine dicke, klebrige Flüssigkeit von grauer Farbe, die bei längerem Kontakt mit der Luft schwarz wird.
Der Pflanzensaft besteht zu 74 Prozent aus Kohlenwasserstoff, von den Japanern »Urushiol« genannt (»urushi« ist das japanische Wort für »Lack«), zu 20 Prozent aus Wasser, zu 4 Prozent aus einer Klebmasse, dem Gummi arabicum ähnlich, und zu 2 Prozent aus Albumin (Eiweiß).
Wenn das »Urushiol« mit dem Sauerstoff der Luft in Berührung kommt, hat es die Neigung zu polymerisieren, das heißt, sich spontan zu größeren Molekülen zu verbinden. Man könnte also sagen, daß das Geheimnis aller Plastikherstellung, Fluch und Segen unseres Jahrhunderts, schon im Lackbaum vorhanden war.
Der Erfolg dieses neuen Materials hat viele Gründe: Es ist äußerst leicht, wasser- und hitzebeständig, wird von Säuren nicht angegriffen, glänzt, ist glatt und besitzt eine ideale Oberfläche zum Bemalen. Es läßt sich wie Elfenbein schnitzen und bietet einen sicheren Materialschutz.
Die Archäologen haben Schachteln, Vasen, Haushaltsgeräte und Tabletts ans Tageslicht gebracht, die über zweitausend Jahre lang in Wasser und Schlamm gelegen hatten, die aber, einmal gereinigt, wie neu aussahen.
Dies alles hat die Kunstgeschichte einschneidend verändert, aber auch die orientalische Medizin nicht unbeeinflußt gelassen. In der klassischen Arzneimittelherstellung benutzt man das Harz in flüssiger wie auch in getrockneter Form, fein zermahlen und mit anderen Substanzen vermischt.
Die Anwendungen sind vielfältig: als Mittel gegen Darmwürmer und Menstruationsbeschwerden, bei Schnittwunden und Knochenbrüchen, zur Regeneration des Knochenmarks und der Gehirnmasse sowie bei Rheumabeschwerden.

Gegen Menstruationsbeschwerden

Frischer Lack: 1 Liang
Getrockneter Lack: 1 Liang
Man schütte eine Reisschale Wasser in einen Topf, gebe den frischen Lack dazu und bringe das Ganze zum Aufkochen. Den getrockneten, fein gemahlenen Lack hineinmischen und aus der Masse erbsengroße Pillen formen. Man nehme drei oder vier davon mit warmem Wein ein. Das Mittel hilft bei Schmerzen, die durch Blutstauungen verursacht werden. Es ist für Mädchen und verheiratete Frauen geeignet.

Zur Erleichterung der Menstruation

Getrockneter Lack: 3 g
Wurzel der Angelica sinensis (Engelswurz): 15 g
Wurzel der Ligustricum wallichii (Liebstöckl): 10 g
Wurzel der Paeonia lactiflora (Pfingstrose): 10 g
Die Zutaten werden mit drei Tassen Wasser in einen Topf gegeben und zugedeckt. Das Ganze wird auf ein Drittel seiner ursprünglichen Menge eingekocht, gefiltert und auf einmal getrunken. Dieses Mittel eignet sich eher für verheiratete Frauen.

Gegen Darmwürmer

Getrockneter Lack: 3 g
Nuß einer Areca catechu (Betelpalme): 15 g
Wurzel der Genziana scabra (Enzian): 6 g
Man gebe die Zutaten und drei Tassen Wasser in einen Topf, decke ihn zu und lasse alles auf ein Drittel der Flüssigkeit einkochen. Den gefilterten Aufguß trinke man auf einmal.
Bei diesem Rezept kommt zur therapeutischen Wirkung des Lackes noch die Nuß der Betelpalme hinzu, deren Schale einige Alkaloide gegen Würmer enthält. Das Mittel wirkt außerdem noch verdauungsfördernd und harntreibend.

INGWER

Zingiber officinale

In den »Gesprächen des Konfuzius« wird berichtet, daß der Meister »nie ohne Ingwer speiste«. Die Hauptgewürze der Soßen, die in der chinesischen Küche den Gerichten beigegeben werden, verändern sich je nach Jahreszeit. Nur so kann das Gleichgewicht zwischen Yin und Yang erhalten bleiben. Diese, den vier Jahreszeiten entsprechenden, Zutaten sind: Ingwer, Essig, chinesischer Wein und Salz. Während der Schwangerschaft müssen die Frauen sorgfältig vermeiden, Ingwer zu essen, damit ja nicht ein Kind mit einem Finger zuviel auf die Welt kommt. Tatsächlich wird der Wurzelstock des Ingwer »Hand« genannt, weil er einer geschwollenen Hand mit mehreren mißgestalteten Fingern ähnelt. Zwei Scheiben frischen Ingwers an die beiden Seiten des Hausaltars gehängt, bedeutet die Bitte um einen männlichen Nachkommen. Ersucht man die Gottheit um die Vergrößerung der Sippe, dann legt man einige frische Wurzelstücke des Ingwer zu den Opfergaben. Dreißig Tage nach der Geburt eines Kindes geben chinesische Eltern ein großes Fest, um das Neugeborene den Verwandten und Freunden vorzustellen. Unter den verschiedenen Gängen des Festmahls fehlt nie ein Teller mit frischen Ingwerscheiben, eingelegt in zartrosa chinesischen Essig. Dazu gehört auch ein Teller mit gekochten Eiern, die man rot angemalt hat, in der Farbe des Glücks. In einigen Gegenden hängt man an die Haustür eine frische Ingwerwurzel an einem roten Faden auf, um die bösen Geister zu vertreiben.

本草品彙精要卷之三十九

菜部中品

菜之草

生薑 無毒

叢生

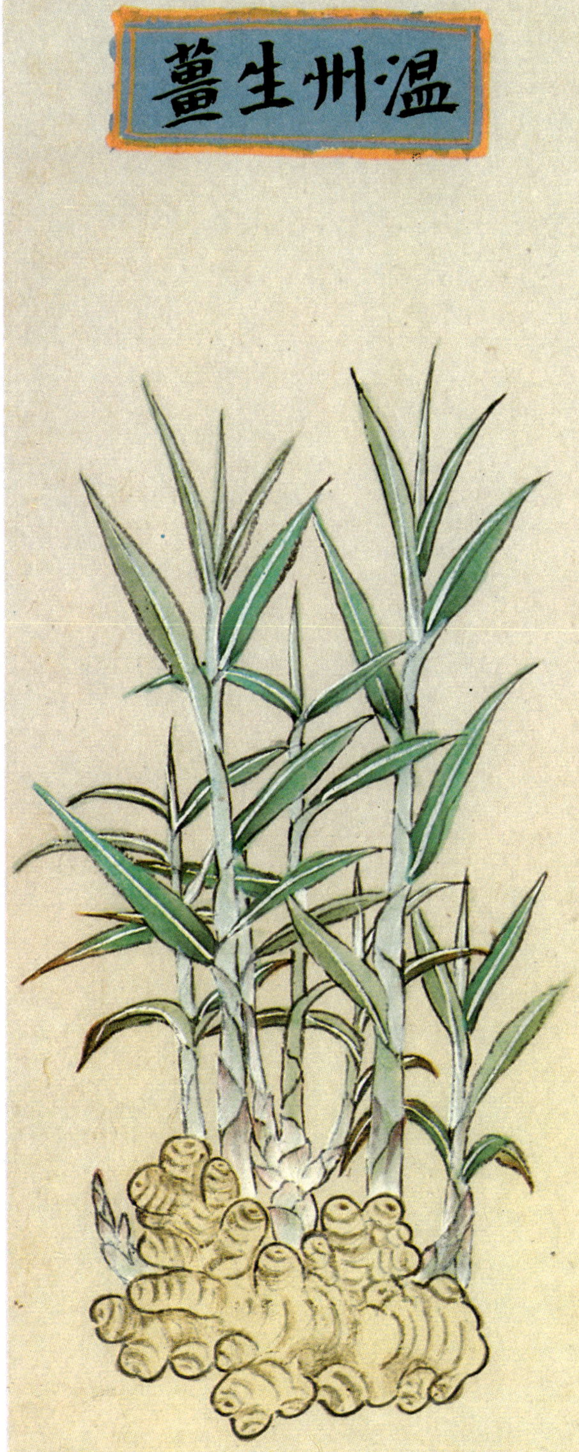

涪州生薑

Frischer Ingwer aus Fan Zhou
(Fan Zhou sheng jiang)

苗

Sprößling (miao)

母薑

Mutterpflanze (Mu jiang). In diesem Fall zeigt das Bild den Wurzelstock, aus dem alle neuen Ingwerpflanzen nachwachsen. Auch der im Ben Cao besprochene Teil ist gemeint.

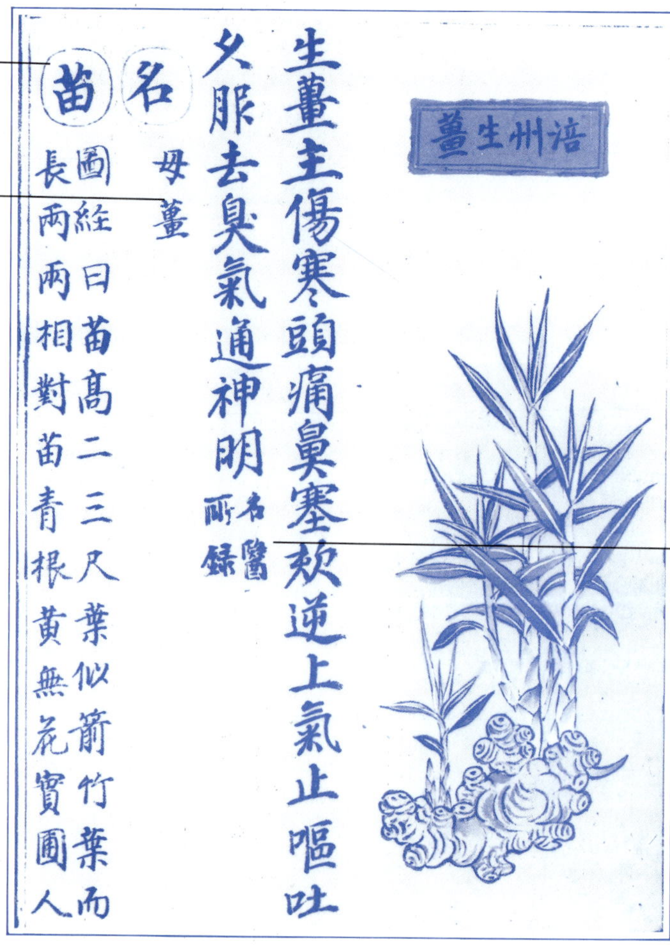

名醫所錄

Aus den »Privaten Aufzeichnungen berühmter Ärzte«

Nach dem »Illustrierten Ben Cao« (Tu jing ben cao) wird die Pflanze 2 bis 3 Chi (60–90 cm) groß. Die Blätter ähneln denen des »pfeilblättrigen Bambus«, sind aber länger und stehen wechselseitig. Die Pflanze ist grün, die Wurzel gelb und bringt weder Blüten noch Früchte hervor . . .

Ingwer heilt hauptsächlich die durch »Kälte« verursachten Krankheiten: Kopfschmerzen, Erkältungen, Husten, Atembeschwerden. Läßt Erbrechen aufhören. Beseitigt bei längerer Einnahme lästigen Körpergeruch. Regt geistig an.

Nach der Entbindung

Frische Ingwerwurzel: 2 Jin

Gut waschen und ohne zu schälen in einem Topf mit Wasser kochen lassen. Den Aufguß wie einen normalen Tee trinken. Reinigt den Uterus von allen Überresten.

Ruhr

Man nehme frische oder in chinesischen Essig eingelegte Ingwerwurzeln, die letztgenannte Art schmeckt weniger scharf. Sie werden in kleine, nußgroße Würfel geschnitten und zusammen mit einer oder zwei Tassen Tee gegessen.
Wenn die Ruhr von »kalten Einflüssen« verursacht wurde, muß die Ingwerwurzel mit der Rinde verwendet werden, rührt sie dagegen von »warmen Ursachen« her, wird die Wurzel geschält.

Name (Ming)

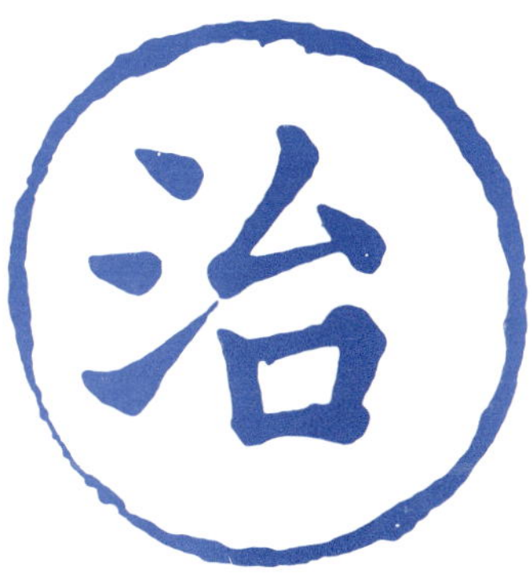

Diese krautartige Pflanze ist in ihrem wilden Zustand ziemlich unbekannt. Sie wird von den Chinesen jedoch so häufig verwendet, daß sie im Ben Cao zu den Gartengemüsen zählt. Schon zu Konfuzius' Zeiten (551–479 v. Chr.) war der Ingwer fester Bestandteil der chinesischen Küche und kam noch vor der römischen Epoche in den Vorderen Orient und nach Europa. Auch Plinius und Dioskurides kannten den Ingwer. Marco Polo nennt ihn in seinem Buch »Il Milione« (1307, »Die Wunder der Welt«) »zenzavo«. Als »nützlich für den Magen« und »Gegengift und hilfreich bei allen Behinderungen« findet er Eingang in Francesco Mattiolis »Kommentare zu Dioskurides« (1544).
Im Mittelalter diente die Ingwerwurzel in der Küche als Gewürz, aber auch zur Arzneimittelherstellung. Er war ein bevorzugtes Gegenmittel gegen die schwarze Pest, die zwischen 1346 und 1353 in Europa 25 Millionen Todesopfer forderte.
Der Ingwer, »ginger« auf englisch, ist eine krautartige, mehrjährige Pflanze, die etwa 1 Meter hoch wird, kriechende Rhizome und lange Blätter hat. Im Gegensatz zu dem, was im Ben Cao behauptet wird, hat der Ingwer einen dichten, ährenähnlichen Blütenstand mit blaßgrünen Deckblättern, zwischen denen die meist gelben, rotrandigen Blüten der Blumenkrone erscheinen.
Die Wurzel enthält jene Würze, deren charakteristischer Geschmack aus verschiedenen Ölen stammt, so unter anderem von Zingiberon. Für die Herstellung von Arzneimitteln benutzt man die Blätter, die Rinde der Wurzel sowie frische Wurzeln, getrocknet oder in Pulverform. Im Handel findet man weißen Ingwer, den man aus geschälten Wurzeln gewinnt, und grauen Ingwer, für den die ganze Wurzel verwendet wird.
Die getrockneten und pulverisierten Blätter erleichtern die Auflösung von Blutergüssen. Die frischen Wurzeln beseitigen Übelkeit, verhindern Erbrechen und stillen den Husten. Sie wirken auch gut bei Fischvergiftung.
Nach einem schweren Essen fördert ein Aufguß aus frischen Ingwerwurzeln die Verdauung. Die zarte Rinde der Wurzel entwässert und heilt Ödeme. Der aus einer Wurzel gepreßte Saft löst den Schleim, wirkt schweißtreibend und unterdrückt den Brechreiz. Getrocknete Wurzeln nimmt man bei Durchfall, Leibschmerzen sowie bei kalten Händen und Füßen.
Die Nahrungsmittelindustrie setzt Ingwer ein als Aromastoff bei Süßigkeiten, Obstkonserven, Suppen, Gemüsen, Soßen, Likören und Verdauungsschnäpsen.
Man bekommt Ingwer auch frisch, als kleine Stückchen in Zuckerlösung getaucht, kandiert oder mit Schokolade überzogen.

KAMPFER

Cinnamomum camphora

»Der Baum wird 5 oder 6 Zhang groß mit einem Durchmesser von mehr als 1 Zhang. Die Rinde ähnelt der der Weide, ist nur dicker und härter. Die Blätter sehen aus wie Birnbaumblätter, sind aber größer und lederartig; oben sind sie von hellgrüner Farbe und unten so rot wie Ahornblätter.
Der Stamm und die Zweige bevorzugen immer den Schatten. Der Kampfer blüht im Sommer mit weißen, fünfblättrigen Blüten, die an den Pflaumenbaum erinnern. Im Herbst bilden sich die Früchte, die im Winter reifen. Sie sind dunkelbraun und nicht genießbar. Man kann Lampenöl aus ihnen pressen.
Um Kampfer zu gewinnen, muß man zuerst einen Tonofen bauen, auf den man dann ein paar Eisentöpfe stellt. Der Baum wird in Stücke geschnitten. Wenn der Stamm sehr dick ist, entfernt man zuerst die Zweige und die Rinde und schneidet ihn dann mit einer spitzen Axt zu Kleinholz. In jeden Topf legt man nun 5 Qin dieses Holzes und gießt darüber soviel Wasser, bis es 3 Finger breit über dem Holz steht. Dann stülpt man eine umgedrehte Porzellanschüssel darüber und versiegelt das Ganze mit einem feuchten Lappen, damit der Dampf nicht entweicht.
Nun heizt man abwechselnd mit starkem und schwachem Feuer. Anschließend läßt man das Ganze ruhen, um dem Kampfer Gelegenheit zu geben, sich innen unter der Porzellanschüssel festzusetzen. Diese Kampferkristalle werden dann mit einer Federbürste abgelöst und in einer gut verschlossenen Porzellanvase aufbewahrt.
Dies ist der grüne Kampfer.«
(Aus dem Kaiserlichen Ben Cao).

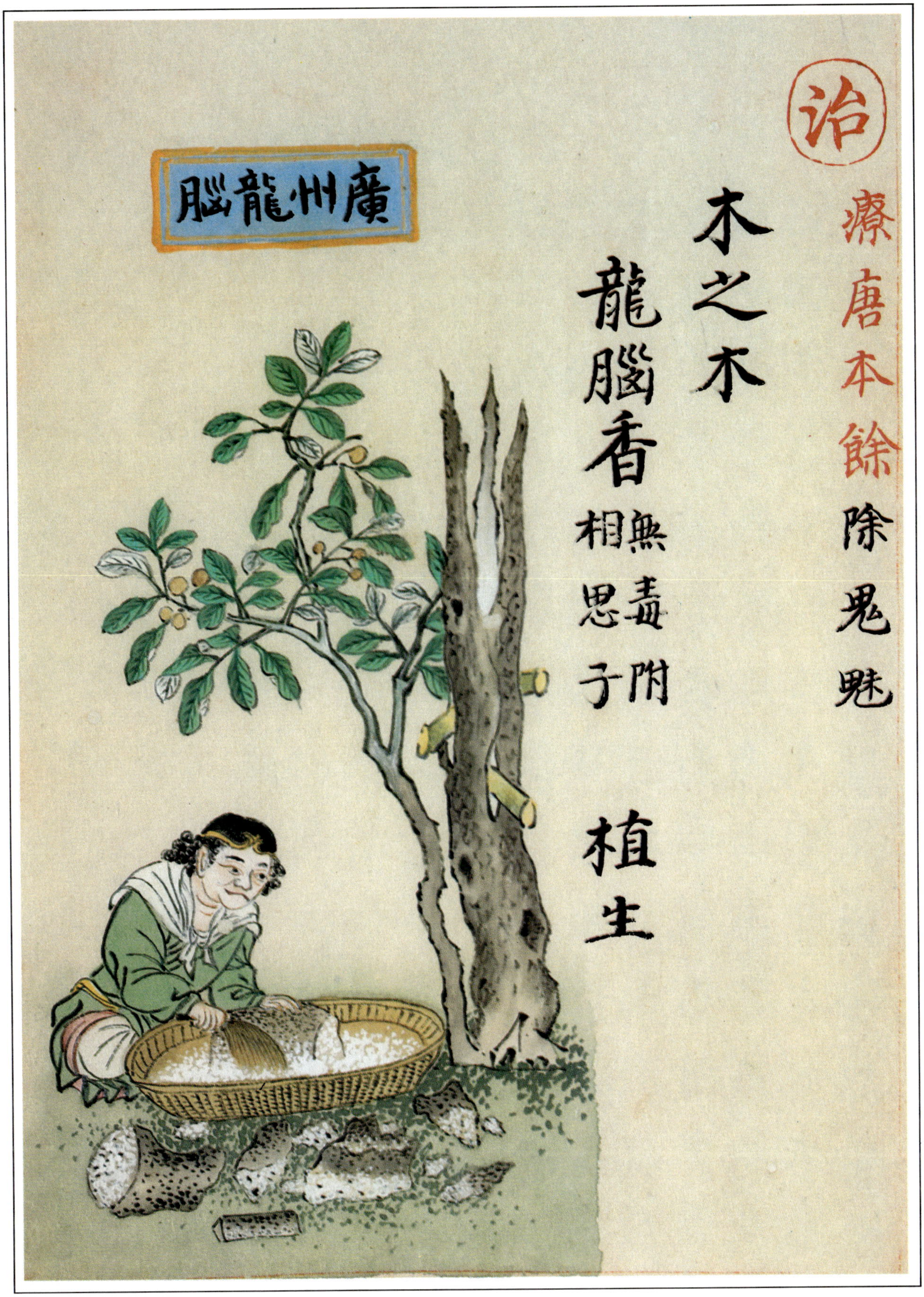
治
療唐本餘除鬼魅
木之木
龍腦香
無毒附
相思子
植生
廣州龍腦

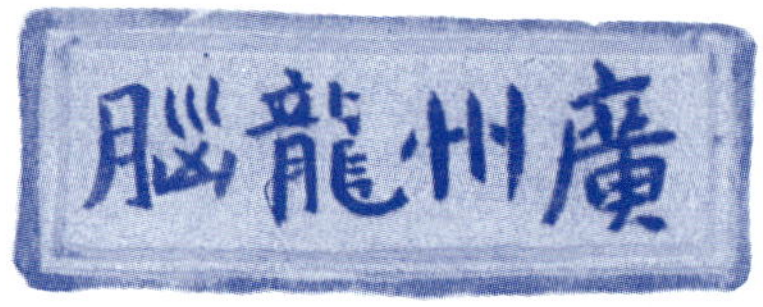

»Drachengehirn« aus Kanton
(Guangzhou long nao)

龍腦香

Duft des »Drachengehirns«
(Long wao xiang)

無毒附
相思子

Nicht giftig einschließlich
der Samen

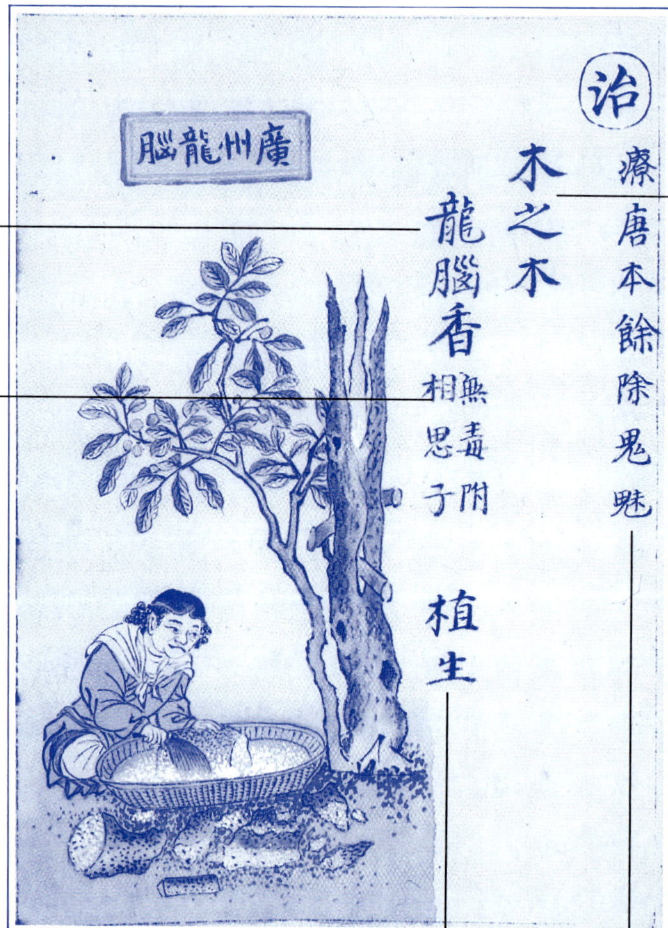

木之木

Holz des Baumes
(Mu zhi miu)

(Diese Schriftzeichen beziehen
sich nicht auf die Tafel,
sondern auf einen anderen Text
des Kaiserlichen Ben Cao.)

植生

Zum Anbau geeignet
(Zhi zheng)

Kampfer

Die Familie der Lauraceae (Lorbeergewächse) ist in den tropischen Zonen Asiens weit verbreitet. Dazu gehört auch der Kampfer der Gattung Cinnamomum. In Südchina wächst er wild und ist bei den Chinesen wegen seines Holzes beliebt. Man fertigt daraus Möbel, Statuen und Säulen. Berühmt sind vor allem die riesigen Buddhastatuen aus Kampferholz, die lackiert und mit Gold belegt werden.
Kampfer verflüchtigt sich leicht. Er wird aus dem Holz dieses Baumes durch die chemischen Prozesse der Sublimation und Destillation gewonnen. Kampfer ist enthalten in Deodorants, Insekten- und Mottenschutzmitteln, in Speiseöl und Lackentferner.
In der traditionellen chinesischen Medizin wird der Kampfer sehr geschätzt, weil er den Rhythmus und die Kraft des Herzens stärkt und die Sauerstoffzufuhr in den Herzkranzgefäßen begünstigt. Er hilft einem Herzen, das durch zu viele Medikamente angegriffen und geschwächt ist. Das Blut wird dünnflüssiger und der Kreislauf erleichtert. Kampfer bewirkt eine tiefere Atmung und regt das zentrale Nervensystem an. Er kann lokal betäuben und desinfizieren. Sein Geruch hält die Insekten fern. Zahnpasten wird er als desinfizierende Substanz beigemischt. Bei Muskel- und Gelenkschmerzen wirkt er entkrampfend und betäubend.
Vom berühmten, weltbekannten »Tigerbalsam« bis hin zum »Öl der weißen Blume« gibt es zahllose Heilmittel mit dem so unverwechselbaren Geruch des Kampfers. So erklärt sich, warum die »kaiserliche Apotheke« diesem Baum so viele Seiten und Bildtafeln widmet.
Der Mann auf der bunten Bildtafel läßt gerade das eingesammelte Harz über dem Feuer gerinnen. Das Harz gewinnt man, indem man in den Stamm einen Keil schlägt, der dann den Baum »zum Schwitzen« bringt.
Es handelt sich wahrhaftig um ein kaiserliches Rezept, denn es war so selten und teuer, daß es ganz wenigen vorbehalten blieb. Der Baum ist ein Dryobalanops aromatica und das Harz heißt Borneokampfer. Die Chinesen kennen es jedoch unter dem Namen »Drachengehirn« (Long nao xiang). Wir wissen nicht, ob das geronnene Harz sie an das Gehirn erinnerte und, weil es so selten und kostbar war, dem König der Tiere zugeschrieben wurde, oder ob der Name daher stammt, daß der Kampfer dem Kaiser, dem »Drachen« vorbehalten war.
Unter der Herrschaft des Yuan Zong (943–961) aus der Südlichen Tang-Dynastie waren einige hohe Staatsbeamte dazu verpflichtet, dem Kaiser das »Drachengehirn« als Tribut herbeizuschaffen. Das frische Harz kam in ein Säckchen aus wertvoller Seide, welches in eine Keramikvase gehängt wurde. Die Seide ließ kleine Harztropfen hindurch. Und um sich zu erfrischen, genügte es dann, den aus der Vase aufsteigenden Duft tief einzuatmen.
Den »Privaten Aufzeichnungen berühmter Ärzte« zufolge lindert das »Drachengehirn« Herz- und Rheumabeschwerden, erhöht die Seh- und Hörfähigkeit und heilt Bindehautentzündungen des Auges.

Kopfweh
Man nehme 1 Qin »Drachengehirn« und wickle es in Reispapier in Form einer Zigarre. Diese wird nun entzündet und unter die Nase gehalten, um den Duft tief einatmen zu können. Das Kopfweh verschwindet.

Hämorrhoiden
1 oder 2 Qin »Drachengehirn« werden in Zwiebelsaft aufgelöst. Die so entstandene Salbe streicht man auf die erkrankten Stellen.

Sprichwort
»Die Lebenskraft eines Drachen haben«.
Kräftig und gesund sein.

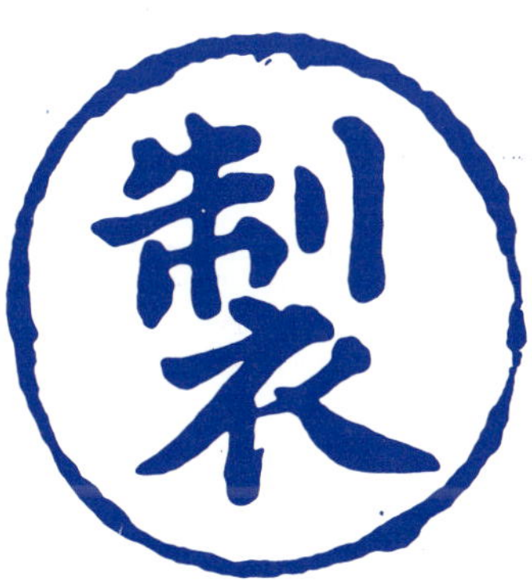

HAHNENKAMM

Celosia argentea

Li Shizhen (1518–1593), auch unter den Namen Li Dongbi und Li Binhu bekannt, schrieb in seinem nach 27jähriger Forschungsarbeit vollendeten und erst 1596 nach seinem Tod veröffentlichten Meisterwerk »Ben cao gang mu« (Kompendium der Medizin) auch über den Hahnenkamm und warum er so viele Namen trägt: »Die Bedeutung des Namens ›qing xian‹ ist unbekannt. Doch da die Samen des Hahnenkamms die Sehkraft verbessern, wird diese Pflanze auch noch ›cao jue ming‹ (Cassia tora, Sennespflanze) genannt, welche die gleiche Wirkung hat. Die Blüten und Blätter sehen aus wie Hahnenkamm (ye ji guan), während die noch jungen Pflanzen eher dem Fuchsschwanz (ji guan xian) ähneln. So ist erklärlich, warum diese Pflanze manchmal Fuchsschwanz-Hahnenkamm heißt.«
Li Shizhen konnte damals noch nicht wissen, daß der Hahnenkamm zu den Amantharaceae, den Fuchsschwanzgewächsen gehört. Weitere Unterarten sind Süßklee und Brandschopf.
In seinem Meisterwerk gibt Li Shizhen eine Unmenge von Informationen, stellt Analysen und Beobachtungen an und zieht Schlußfolgerungen, die seiner Zeit um Jahrhunderte voraus waren. All das scheint die Rache eines Gelehrten zu sein, der sich dreimal vergebens bemüht hatte, die kaiserlichen Examina zu bestehen.

草之草

青葙子 無毒

植生

滁州青箱子

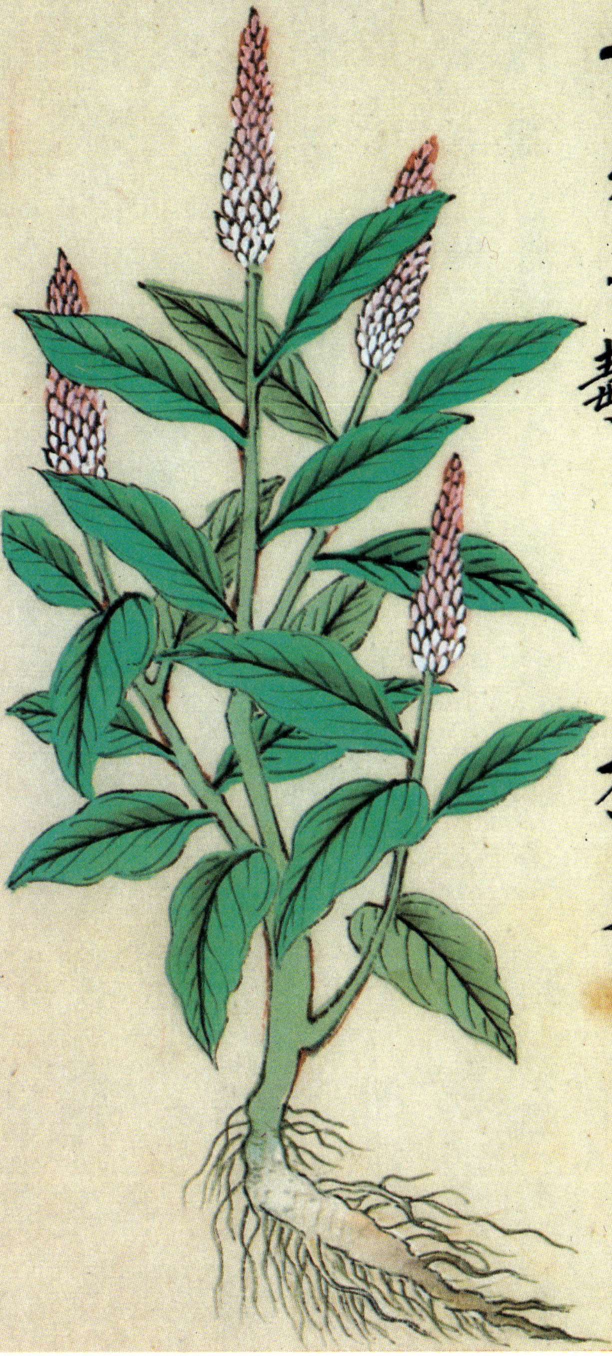

青葙子 出神農本經 主邪氣皮膚中熱風瘙身痒殺三蟲療脣口青 以上白字神農本經 惡瘡疥蝨

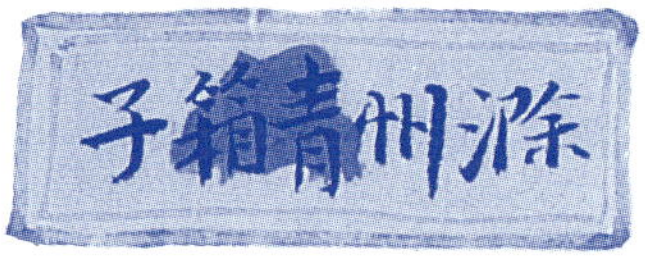

Samen des Hahnenkamms aus Chu Zhou
(Chu Zhou qing xiang zi).

Chu Zhou liegt im Norden der Provinz Anhui.

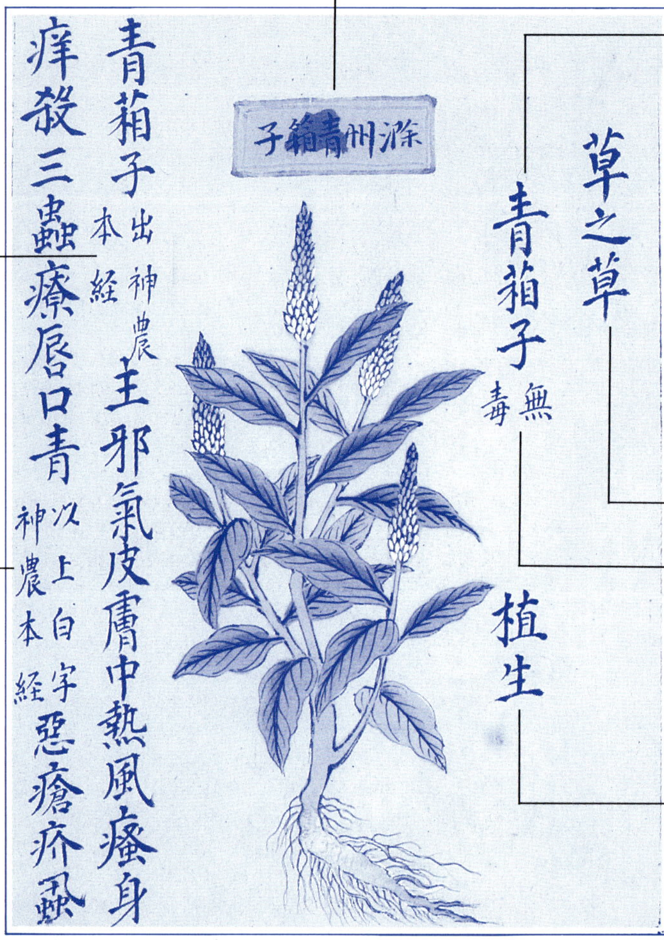

出神農本經

Aus dem »Ben Cao des Shen Nong«

以上白字神農本經

Der Text oben,
in weißen Schriftzeichen,
stammt aus dem
»Ben Cao des Shen Nong.«

青葙子

Hahnenkammsamen

草之草

Gras vom Gras
(Cao zhi cao)

無毒

Nicht giftig
(Wu du)

植生

Zum Anbau geeignet
(Zhi sheng)

Bekämpft Krankheitserreger, heilt Sonnenbrand und durch zu viel Hitze verursachte Hautstörungen. Stillt den Juckreiz, heilt die Krätze, vernichtet die drei Parasiten in den Eingeweiden. Hilft bei grün angelaufenem Mund und Lippen (verursacht von einer kranken Milz).

Heilt auch die Hautkrankheiten, die auf andere Mittel nicht ansprechen, blutige Hämorrhoiden, die von Läusen stammen, und Rißwunden am unteren Körper, von Würmern verursacht (aus den »Privaten Aufzeichnungen berühmter Ärzte«).

Hahnenkamm

Bluthochdruck
Samen vom Hahnenkamm: 3 Liang
Samen der Cassia tora (Sennespflanze): 3 Liang
Blüten des Chrysanthemum morifolium: 3 Liang
Blüten der Prunella vulgaris: 3 Liang
Muschel der Haliotis diversicolor (Meerschnecke): 4 Liang
Aus den Zutaten wird ein Aufguß zubereitet, den man wie Tee trinkt.

Die Celosia, eine Gattung aus der Familie der Fuchsschwanzgewächse, kam 1557 nach Europa, und zwar in der Art der Celosia crestata, dem Hahnenkamm, der sicherlich auffälligsten und malerischsten aller Arten.

Der Strauch kann bis zu 70 Zentimeter hoch werden, hat volle oder gelappte Blätter mit starker Äderung. Die Blüten mit ihrer nackten Krone stehen in gefiederten Ähren und können weiß, gelb, rot, amarantfarben, purpurn oder violett sein. Sie blühen den ganzen Sommer über und sind sehr widerstandsfähig. Deshalb heißen sie »Amaranthus«, nicht so sehr wegen der violettroten Farbe, sondern wegen der Bedeutung des griechischen »amarantos«: nicht verwelken.

In ihren Ursprungsländern wird die Pflanze bei Hautstörungen und Bandwürmern eingesetzt. Neuerdings verbindet man ihre Wirkstoffe mit denen der Chrysantheme und der Brunelle als Mittel gegen Bluthochdruck.

Die Samen der Celosia argentea verwendet man bei Bindehautentzündung der Augen, Hautverhärtungen und chronischen Harnröhrenentzündungen. Die krautähnlichen Teile der Pflanze helfen gegen Durchfall und Entzündungen der Harnwege.

Die Blüten des Hahnenkamms finden bei Nasenbluten, Hämorrhoiden, Blutungen im Uterus, Durchfall und Weißfluß Anwendung.

Die Pflanzen werden im Sommer geerntet und in der Sonne getrocknet.

Su Song schreibt in seinem »Illustrierten Ben Cao« von 1062 über den Hahnenkamm: »Die kleinen Pflanzen beginnen im Februar zu wachsen und erreichen eine Höhe von 90 bis 120 Zentimeter. Die Blätter sind groß und flauschig wie die der Weide. Der Stamm ähnelt dem des Amaranthus und ist von rötlich-grüner Farbe. Die Blüten öffnen sich zwischen Juni und Juli, sind oben rötlich, unten weißlich. Die Samen sind flach und schwarz glänzend. Die Wurzeln sehen aus wie die des Beifuß, sind aber weiß. Jeder Stiel hat seine eigene Wurzel. Sie kann im Juli bis August geerntet werden.«

Die Meister »Ri Hua« fügen hinzu: »Die Samen bekämpfen die Krankheitserreger der fünf Eingeweide, beruhigen die Überfunktion der Leber, stärken Muskeln und Knochen, lindern Rheumaschmerzen, die von Wind und Kälte verursacht werden. Sie führen dem Gehirn und Rückenmark neue Energien zu, schärfen Auge und Ohr. Die jungen Pflanzen schließen Schnittwunden.«

Von Lei Xiao, dem Autor der »Lei gong pao zhi lun« (Traktate über die Rezepte des Lei) aus dem Jahr 500 n.Chr., stammt die Empfehlung, man solle Mörser und Stößel über das Feuer halten, bevor man die Samen des Hahnenkamms zerstößt.

GURKE

Cucumis sativus

Zu den grundlegenden Büchern des Konfuzianismus gehören die »Fünf Klassiker«. Der Tradition nach schrieb sie Konfuzius (551–479 v. Chr.) selbst, tatsächlich existierten sie aber schon vor seiner Zeit. Eines davon ist das »Buch der Lieder« (Shi jing). In Versen abgefaßt, beschreibt es auf eine sehr anschauliche Weise die Verhältnisse des Landes, die Leute, die Sitten und Gebräuche und sogar die landwirtschaftlichen Erzeugnisse. So lesen wir zum Beispiel in der Ode »Die östlichen Hügel«:

»Zu den östlichen Hügeln wurde ich geschickt,
Und lange, lange blieb ich fort.
Jetzt, da ich zurückkehr' aus dem Osten,
Rieselt ein feiner, dichter Regen.
Als in der Fremde ich weilte,
Seufzte mein Herz nach dem Westen.
Als Bauer wollt' ich mich kleiden
Und nimmer, nimmer mehr ziehn in den Krieg.
Es kriechen und schwärmen die Raupen,
Vernachlässigt lange, auf Maulbeerbüschen.
Einsam mich fühlend, krieche ich
Unter den Karren, mich auszuruhn.
Zu den östlichen Hügeln wurde ich geschickt,
Und lange, lange blieb ich fort,
Jetzt, da ich zurückkehr' aus dem Osten,
Rieselt ein feiner, dichter Regen.
Vielleicht sind die Reben der Gurke
Schon an den Rand des Daches gelangt.
In meinem Zimmer werde Insekten ich
Finden und Spinnweben über der Tür,
Spuren von Hirschen in meinem Gehege
Und der Glühwürmchen Irrlichterglanz.
O welch trauriges Bild seh' ich im Geiste,
Und doch wünsche ich brennend, es wirklich zu sehn.«

胡瓜

胡瓜葉 小毒附根 實有毒 蔓生

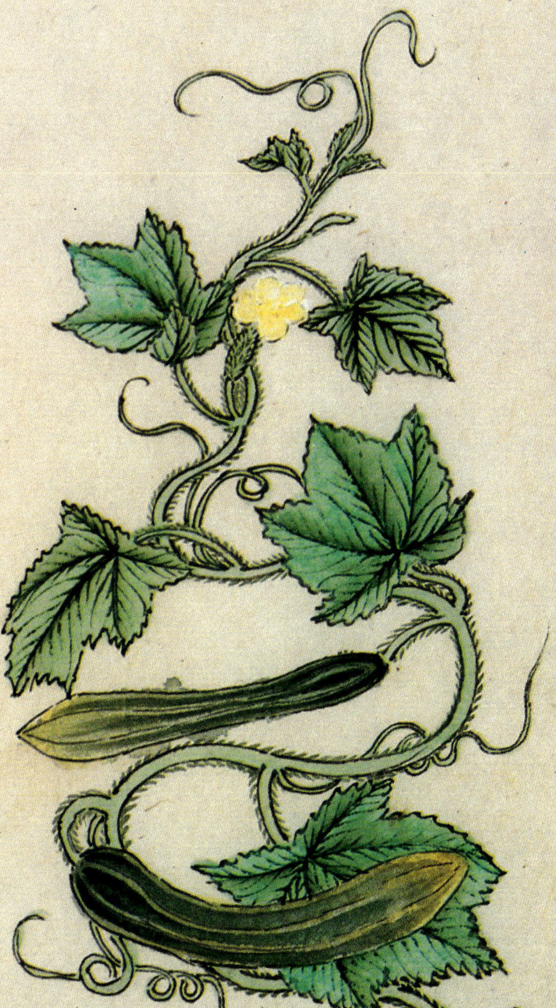

胡瓜葉主小兒閃癖一歲服一葉已上斟酌與之生挼絞汁服得吐下○根擣傅胡刺毒腫○實味甘寒有毒不可多食動寒

胡瓜

Gurke (Hu gua)

胡瓜葉

Gurkenblätter
(Hu gua ye)

胡瓜葉 小毒 實有毒 附根 蔓生

胡瓜葉主小兒閃癖一歲服一葉已上斟酌與之生挼絞汁服得吐下○根擣傅胡刺毒腫○實味甘寒有毒不可多食動寒

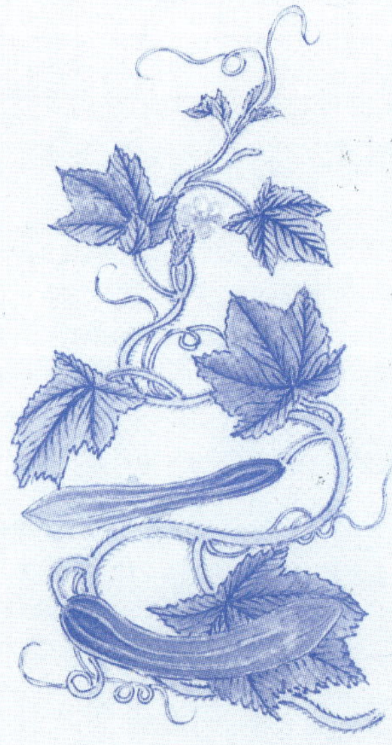

小毒 實有毒 附根

(Blätter) leicht giftig. Wurzel und Früchte giftig.

蔓生

Kriechend

Die Blätter helfen gegen plötzliche Blähungen bei Kindern. Ein Blatt für jedes Lebensjahr. Dosierung je nach den Umständen. Aus den Blättern den Saft herausdrücken. Reizt zum Erbrechen, was die Blähungen verschwinden läßt.
Die frische Wurzel zu Brei zerdrücken und auf die durch Dornenverletzungen geschwollene Haut streichen.
Gurken schmecken süß. »Kalt« sind sie giftig. Man darf nicht zuviel davon essen, weil sie das Gleichgewicht zwischen »kalt« und »warm« stören.

Gurke

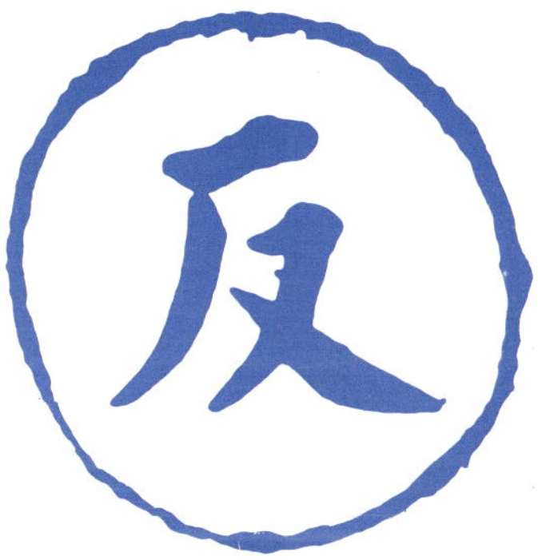

Ödem

Eine Gurke wird der Länge nach durchgeschnitten, beide Teile in einen Topf gelegt, wozu man noch eine Tasse Wasser und eine Tasse chinesischen Essig dazugießt. Man läßt es so lange kochen, bis es einen Brei ergibt. Diesen ißt man auf leeren Magen. Dieses Medikament entwässert, weil es die zurückgehaltene Flüssigkeit ausscheidet.

Schlangenbiss

Eine frisch geerntete Gurke schneidet man durch und legt die Schnittflächen auf die vom Schlangenbiß verursachte Wunde.

Die Gurke, Frucht einer einjährigen, krautartigen Pflanze, gehört zu der großen Familie der Cucurbitaceae (Kürbisgewächse).
Im 19. Buch seiner »Naturgeschichte« erzählt Plinius, daß Kaiser Tiberius eine schier unglaubliche Leidenschaft für Gurken hatte und jeden Tag davon essen wollte. Außerhalb der Saison wurden sie für ihn in kleinen Gewächshäusern angebaut.
Die Kerne der Gurke dienen ausgepreßt zur Herstellung von Elaterium (ein bitteres Pulver), ein Arzneimittel, das – so der Philosoph Theophrastos (372–287 v. Chr.) – mit den Jahren immer besser wird und sich bis zu 200 Jahre lang hält. Elateriumpulver hilft bei Skorpionstichen, hält die Mäuse von den Speisen fern und heilt Luftröhrenkatarrh und Angina. Eingerieben beseitigt es Gicht und Arthritis.
Das Kaiserliche Ben Cao beschäftigt sich vornehmlich mit den Blättern der Pflanze (hu gua ye), während in der Arzneimittelherstellung Samen und Frucht Verwendung finden.
Der alte Name für Gurke lautete »Wu gua«. Aber in den Ergänzungen zum Ben Cao (Ben cao shi yi), die während der Tang-Dynastie (618 bis 907) von Cheng Cangqi abgefaßt wurden, steht zu lesen, daß ein Beamter der Sui-Dynastie (581–618) zur Zeit des Kaisers Yang Di (604–618) den neuen Namen »Huang gua« verordnet habe. Der Beamte hatte von einer Reise in die nordwestlichen Länder Gurkensamen mitgebracht. In diesen Ländern, die man als »wu«, das heißt »barbarisch«, bezeichnete, hatte er viel gelitten. Als dann die Früchte dieser Gurkensamen allgemein »Wu gua« (Kürbis der Barbaren) hießen, widerstrebte ihm das sehr, und so führte er den Namen »Huang gua« ein, was soviel heißt wie »gelber Kürbis«.
Li Shi schreibt im Ben Cao, daß die Samen des »Huang gua« im Februar eingesetzt werden. Im März erscheinen dann die Sprößlinge, die sich rasch zu einem Flechtwerk von Trieben verästeln. Zur Zeit der Blüte sind die Blätter grüngelb und haben stachelartige Härchen. Die Blüten sind gelb. Die reife Frucht erreicht einen Durchmesser von 3 bis 6 Zentimeter und eine Länge bis zu 30 Zentimeter. Es gibt grüne und weißliche Gurken, die man meist als Gemüse zubereitet. Man kann sie auch roh essen, doch sind sie gekocht bekömmlicher. Kinder allerdings dürfen sie nicht essen, auch nicht die in Essig eingelegten, denn sie könnten Darmwürmer hervorrufen.
Im Kaiserlichen Ben Cao werden die Gurken als »giftig« eingeordnet. Nicht etwa, daß sie ein schädliches Gift hätten, aber in der chinesischen Medizin heißt »giftig« auch das, was das Gleichgewicht zwischen Yin und Yang stört und damit das Entstehen einer Krankheit begünstigen könnte.
Heute wissen wir, daß die Gurke reich an Wasser und daher sehr erfrischend ist, wenig Fett und Zucker, aber Vitamin C und Spuren von Vitamin B_1 und B_2 enthält. Viele Leute jedoch, wie schon Plinius bemerkte, vertragen sie einfach nicht.

REIS

Oryza sativa

Der Philosoph Meng Zi (Meng Tzu, Mencius) (372–289 v. Chr.), Erbe des konfuzianischen Gedankenguts, sprach eines Tages mit seinen Schülern über die Grundsätze der Rechtschaffenheit und Humanität, auf denen eine gute Regierung aufgebaut sein müsse. Um seinen Vorstellungen deutlicheren Ausdruck zu verleihen, erzählte er ihnen folgende Geschichte: »Ein Bauer aus dem Staate Song machte sich große Sorgen darüber, daß die Setzlinge auf seinem Reisfeld nicht rasch genug wüchsen. Und so ging er hinaus und zog einen nach dem anderen ein wenig in die Höhe, in der Meinung, ihnen damit das Wachsen zu erleichtern. Nach getaner Arbeit kehrte er nach Hause zurück, wo er seiner Familie klagte, wie müde er doch diesmal sei, nachdem er dem Reis beim Größerwerden geholfen habe. Als der Sohn dies hörte, lief er eilends hinaus auf das Feld und kam gerade noch rechtzeitig, um die Setzlinge dahinwelken zu sehen.« Meng Zi fuhr fort: »Nur wenige sind nicht versucht, Keimlingen beim Wachsen zu helfen. Dann gibt es Leute, die eine Arbeit aufgeben, wenn sie nicht sofort die erwarteten Ergebnisse zeitigt. Sie ähneln den faulen Bauern, die nach dem Setzen des Reises kein Unkraut jäten. Andere wieder wünschen unmittelbare Erfolge, ohne die besonderen Bedingungen zu berücksichtigen. Sie gleichen dem Bauern, der an den Setzlingen zog, um sie zum Wachsen zu bringen. Und in beiden Fällen wird mehr Schaden als Nutzen erzielt.«

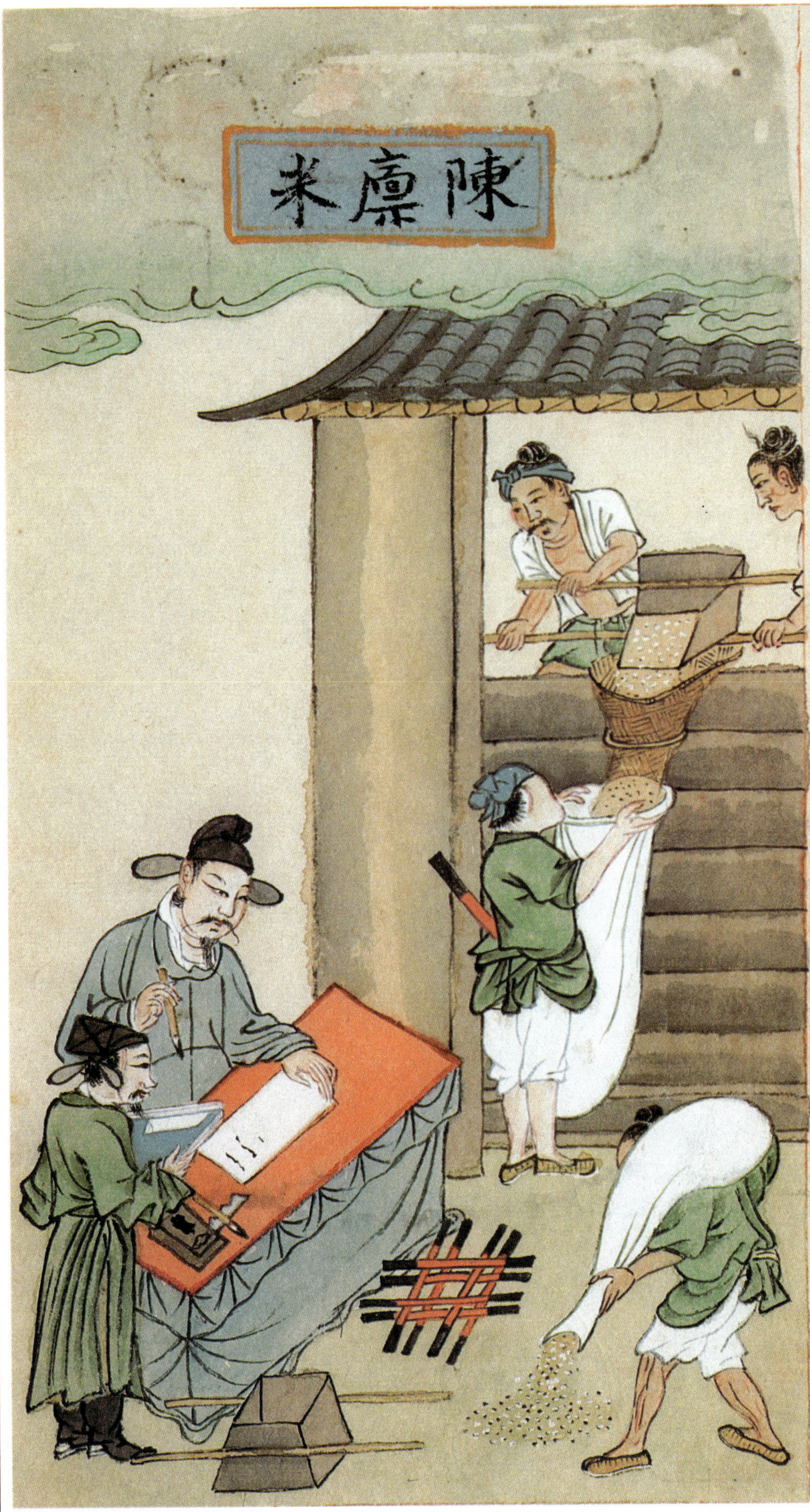

解殺百藥一切魚肉菜蔬蕈毒

陳廩米 無毒

陳廩米

Alter Reis aus dem Speicher
(Chen li mi)

圖經曰

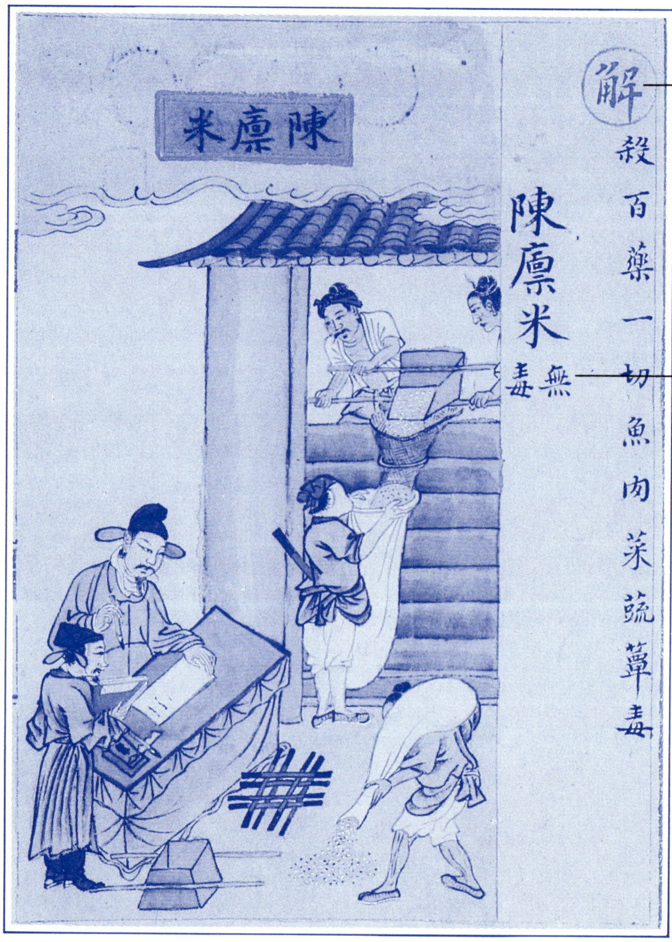
陳廩米
陳廩米
無毒
解
殺百藥一切魚肉菜蔬蕈毒

(Diese Schriftzeichen beziehen sich nicht auf die Tafel, sondern auf ein anderes Thema des Kaiserlichen Ben Cao.)

無毒

Nicht giftig
(Wu du)

衍義云

Schwindelgefühle

Der »alte Reis aus dem Speicher« wird in etwas Wasser gekocht und bei niedriger Hitze in einer Pfanne getrocknet, danach zu feinem Mehl zerstoßen. 5 Liang von diesem Mehl werden mit ½ Liang Mehl der Aquilaria agallocha vermischt. 2 oder 3 Qian davon gießt man dann mit Wasser oder Brühe über die Nudeln. Dies heilt die Gastritis und ihre Folgen, die Schwindelgefühle.

Stärkungsmittel

Der »alte Reis aus dem Speicher« wird mit Wasser gekocht. In einer Tonkanne wird er dann mit Wasser bedeckt. Die Kanne versiegelt man nun und läßt den Reis über mehrere Tage hinweg sauer werden. Man nehme dann etwas von diesem Reis mit einer Schale Nudeln zu sich. Regt die Tätigkeiten der fünf Eingeweide und der sechs inneren Organe an.

Sprichwörter

»Auch eine hervorragende Köchin kann ohne Reis kein Mahl zubereiten.«
Mit nichts kann man nichts herstellen.

»Der Reis ist so teuer wie die Perlen, das Brennholz kostet soviel wie der Zimt.«
Die Lebenskosten sind ins Unermeßliche gestiegen.

»Das Herz eines Menschen kann wie ein Reisfeld reich an Leben sein oder durch Vernachlässigung verarmen.«
Die Erziehung bestimmt das Leben eines Menschen.

»Die Reiskörner zählen, bevor man zu kochen anfängt.«
Der Gipfel des Geizes oder der Banalität.

Der Legende zufolge war es der mythische Shen Nong, der den Reisanbau eingeführt hat. Sicher ist auf jeden Fall, daß es schon im 2. Jahrtausend vor Christus Bewässerungsanlagen am Yangzi-Fluß gab. Zahlreich sind auch die Abhandlungen über den Anbau, die Auswahl und die Aufbereitung dieses Getreides, darunter auch die »Abhandlung über die Landwirtschaft« von Chen Fu aus dem Jahre 1149 (Chen Fu nong shu).
Der Reis war schon den Ägyptern bekannt und findet auch in der Bibel Erwähnung. Alexander der »Große« lernte den Reis im Jahre 324 während seiner Expedition nach Indien kennen. Die Araber haben ihn in Europa eingeführt, und die Aragoneser brachten ihn nach Italien, wo er ohne viel Erfolg in Kampanien und in der Toskana angebaut wurde. Erst in der Lombardei gelang der Reisanbau wirklich (1470).
In dem »Drei-Zeichen-Klassiker« (San zi jing), der tausend Jahre lang (960–1958) Pflichtlektüre für alle chinesischen Grundschüler war, wird der Reis an erster Stelle unter den »sechs Getreidepflanzen« genannt, die dem Menschen »als Nahrung dienen«. Für die Chinesen ist er seit jeher das Brot und erfährt als solches auch die größte Hochachtung. Jemandem absichtlich den Reisbehälter umzuwerfen, galt als schwere Beleidigung. Geschah dies aus Versehen, nahm man das als ein böses Vorzeichen. Eine Zeitlang konnten es sich auch nur die besseren Klassen leisten, Reis zu essen. Beamte und Soldaten erhielten von der Zentralregierung Reis als Bezahlung.
Das Kaiserliche Ben Cao bezieht sich auf eine besondere Art Reis, nämlich auf den »alten Reis aus dem Speicher« (Chen lin mi), den man in öffentlichen Gebäuden als Vorrat für Hungersnöte lagerte. Tao Hongjing bestätigt in den »Privaten Aufzeichnungen berühmter Ärzte«, daß es sich dabei um den »gewöhnlichen, nicht klebrigen Reis handelt, der lange Zeit in Speichern aufbewahrt wird. Dabei nimmt er eine dunkelgelbe Farbe an. Derselbe Reis wird auch an Soldaten als Sold gezahlt.«
Für Meister Da Ming aus der Zeit der Song-Dynastie (960–1279) wirkt dieser Reis »als Tonikum für die fünf Eingeweide und als Adstringens für Magen und Darm«.
Nach Chen Shiyang »beruhigt er den Magen, regt den Appetit an, wirkt adstringierend und behebt die Müdigkeit. Am besten nimmt man ihn mit einer klaren Brühe zu sich.« Die Ärzte schreiben diesem in Speichern aufbewahrten Reis die besten therapeutischen Wirkungen zu. Das Kaiserliche Ben Cao betont: »Je älter der Reis, desto besser. Er besitzt eine gelbliche Farbe und einen säuerlichen Geschmack. Er hat warme und weiche Eigenschaften. Beim Kochen entwickelt er einen warmen Geruch. Belebt die fünf Eingeweide und hilft bei Durchfall.«
Und noch eine merkwürdige Anmerkung: »Er sollte nicht mit Pferdefleisch gegessen werden, da er sonst unheilbare Krankheiten verursacht.«

SOJABOHNE

Soja hispida (Glycine soja)

Eines der ersten großen Werke der chinesischen Literatur ist der »Roman der drei Reiche« (San guo chi yan yi). Legende und Geschichte halten sich darin die Waage, und er wird auch heute noch viel gelesen. Unter den Hauptfiguren findet sich Cao Cao, ein schlauer, sehr fähiger, erbarmungsloser, grausamer Mann, aber auch groß als Staatsmann und Dichter. Er war König von Wei und hatte zwei Söhne. Der ältere, Cao Zhi, gebildet, aber arrogant und der Trunksucht ergeben, war zum Thronfolger bestimmt. Wegen seiner Unzuverlässigkeit aber änderte Cao Cao seinen Plan und zog den jüngeren Sohn Cao Pi vor. Er war ebenso gebildet und geschickt wie sein Bruder, vielleicht sogar noch listiger, auf jeden Fall aber nüchterner. Im Jahre 220 folgte Cao Pi nicht nur seinem Vater als König, sondern er bemächtigte sich auch noch des Thrones von Xian Di (189–220), des letzten Kaisers der Westlichen Han-Dynastie, und nahm den Kaisernamen Wen Di (220–226) an. Nun mußte er natürlich seinen eifersüchtigen und unzufriedenen Bruder fürchten und suchte nach einem Vorwand, ihn zu beseitigen. Eines Tages befahl er Cao Zhi, ein Gedicht in der Zeitspanne zu verfassen, die er brauchte, um die sieben Stufen zu seinem kaiserlichen Bruder hinaufzusteigen. Schweigen hätte Ungehorsam bedeutet und wäre mit dem Tod bestraft worden.

Aber Cao Zhi antwortete in Versen:

»Die Pflanze wird ins Wasser geworfen, ihren eigenen Samen zu kochen.
Und im Topf nun seufzen die Sojabohnen ob der grausamen Weise:
Aus derselben Wurzel entsprossen und aufgewachsen zusammen.
Warum muß die Pflanze so quälen ihren eigenen kostbaren Samen?«

Deshalb sagt man auch heute noch, wenn zwei Brüder sich streiten: »Sie kochen die Samen der Soja und verbrennen dabei deren eigenen Stengel.«

本草品彙精要

米穀部中品

穀之木

生大豆 無毒附穭豆

植生

大豆

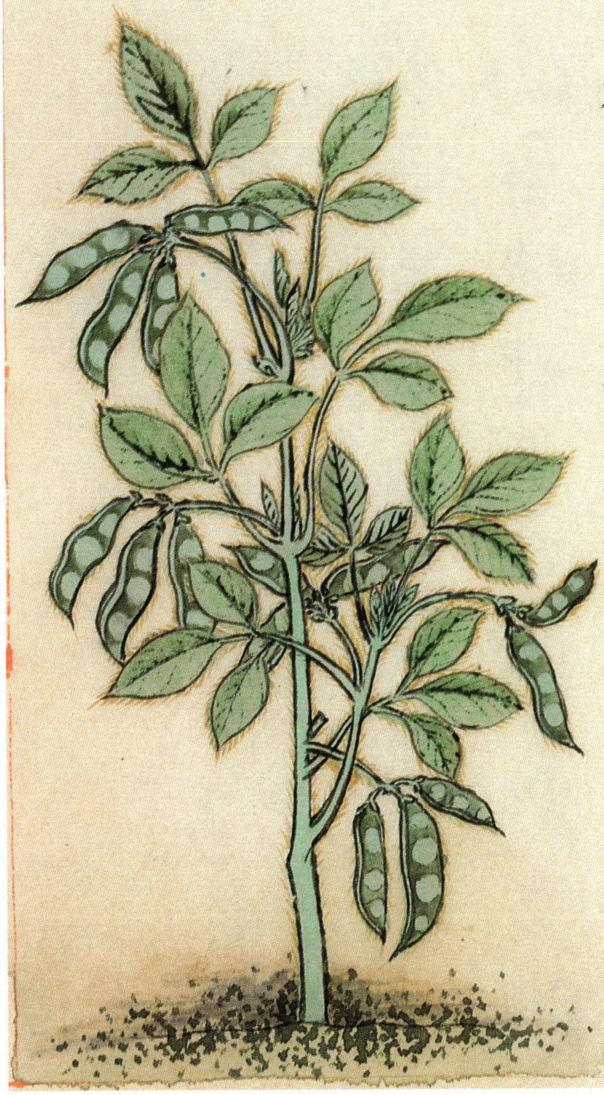

大豆

Sojasamen (-bohnen)
(Da dou)

米穀部中品

Zweiter Band der Abteilung
Getreide

本草品彙精要

Aus »Wichtige
Anmerkungen zur Materia
Medica«

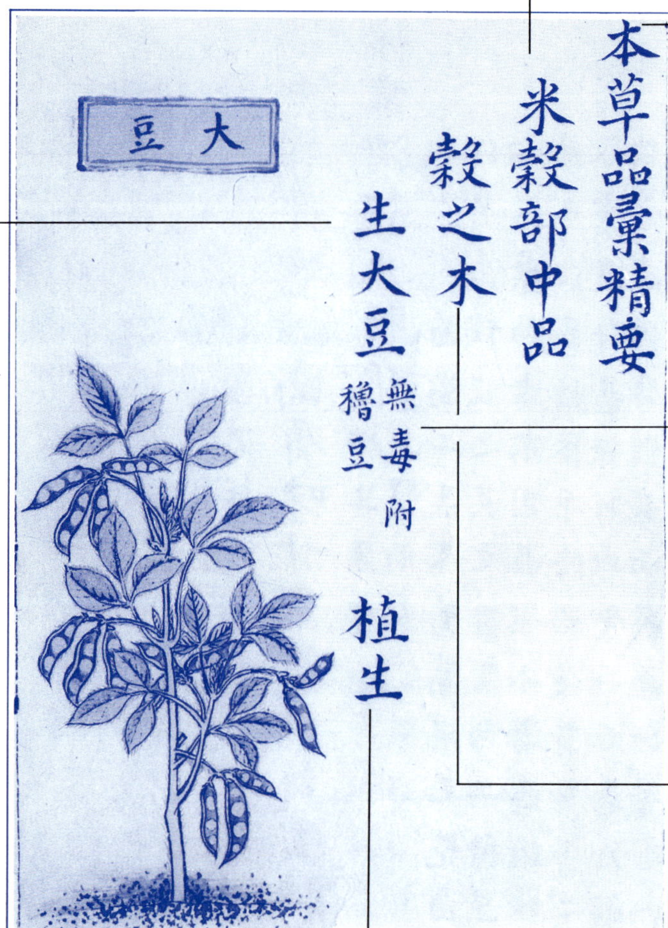

生大豆

Frische Sojabohnen
(Sheng da dou)

無毒
穭豆
附

Nicht giftig, auch nicht
der Same der »Lu« (eine
auf den Feldern wild
wachsende Sojapflanze)

穀之木

Der hölzerne Teil
der Getreideart
(der Same)

植生

Zum Anbau geeignet
(Zhi sheng)

Aufbaumittel
Schwarze Sojabohnen: 6 Shang
Chinesischer Weißwein: 2 Tan

Die schwarzen Bohnen werden zuerst so lange gebraten, bis kein Rauch mehr aus dem Topf steigt. Dann gießt man den Wein dazu und läßt ihn kochen, bis er eine violette Farbe annimmt. Der gefilterte Aufguß wird warm auf drei Mal im Verlauf eines Tages getrunken. Dieses Mittel wird gewöhnlich auch den Wöchnerinnen vom zweiten Tag nach der Geburt gegeben. Es ist aber auch ein Aufbaumittel für geschwächte Personen.

Sprichwort
»Ein Gedicht verfassen, während man sieben Stufen emporsteigt«, sagt man von einem geistvollen Menschen mit vielen Fähigkeiten.

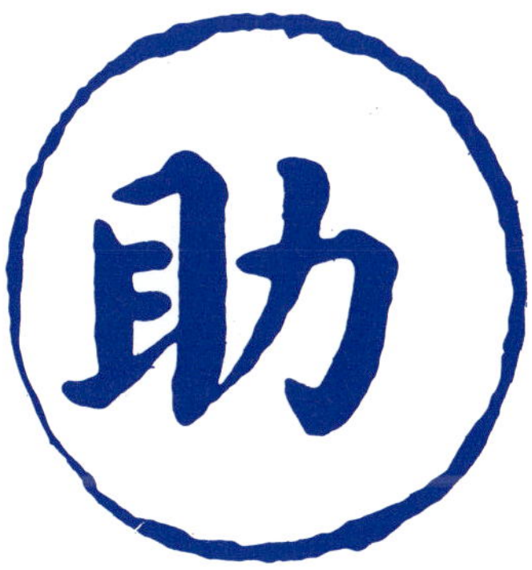

Die Sojabohne gehört zu der Familie der Leguminosen (Hülsenfrüchte) und umfaßt viele Unterarten. Sie stammt aus Südostasien und wurde in China schon um 400 v. Chr. angebaut. In Europa blieb sie bis zum Ende des 16. Jahrhunderts unbekannt. Noch Anfang des 18. Jahrhunderts stellte die Sojabohne eine exotische Seltenheit dar. Erst 1930 begann man dann mit dem auf Handel und Verarbeitung ausgerichteten Großanbau, der sich dann auf alle warmen Länder ausdehnte. Für die Ernährung der Menschen gewinnt die Sojabohne immer größere Bedeutung.

Die Sojapflanze ist einjährig, steht aufrecht mit behaartem Stengel und hat kleine weiße oder violette Blüten. Vor allem die Samen sind wichtig. Sie sind in Form und Farbe verschieden und befinden sich zu drei bis fünf Stück in einer Hülse. In der Bohne sind viele stickstoffartige Substanzen enthalten, auch Fette und Mineralien. Bekanntheitsgrad und Verbrauch haben sich ungeheuer erweitert, seit die Ärzte das Lezithin als die Rettung für das Herz propagierten, denn es senkt den Cholesterinspiegel. Und aus der Sojabohne gewinnt man Lezithin, außerdem noch Öl, ein getreideähnliches Mehl und Pflanzenmilch. Im Volksmund werden die Sojabohnen deshalb auch »Kühe des Ostens« genannt. Die Milch ähnelt tatsächlich der Kuhmilch. Geronnen wird sie zu Doufu (Tofu), den die Chinesen scherzhafterweise »Fleisch ohne Knochen« nennen. Er ist ein wesentlicher Bestandteil der chinesischen Küche und bei uns als »Sojakäse« oder »Sojabohnenquark« bekannt.

Eine andere gern verwendete Zutat in der orientalischen Küche ist die Sojasoße. Am besten schmeckt sie, wenn sie dickflüssig, braun und salzig ist und ein fleischähnliches Aroma hat. Aber diese Soße benötigt sechs oder sieben Jahre der Reifung, und ihre Zubereitung erfordert nicht weniger Geschicklichkeit als die Herstellung eines guten Weins. Diese Soße wird schon von verschiedenen Klassikern der konfuzianischen Literatur erwähnt.

In der »Materia Medica des Shen Nong« liest man, daß das Öl frischer Sojasamen Furunkel heilt. Wenn man die Bohnen dagegen in Wasser kocht und den Aufguß trinkt, werden Schmerzen gelindert und das Gift böser Geister beseitigt.

In den »Privaten Aufzeichnungen berühmter Ärzte« von Tao Hongjing wird auch beschrieben, daß die Sojabohne »Ödeme beseitigt, den von ›warmen‹ Ursachen stammenden Rheumatismus und Harnwegbeschwerden heilt. Außerdem löst sie Blutgerinnsel auf, zerstreut das ›Kalte‹ in den fünf Eingeweiden und wirkt gegen Vergiftungserscheinungen, die durch den Verzehr von Eisenhutwurzeln entstanden sind. Über längere Zeit eingenommen stärkt die Sojabohne den gesamten Organismus.«

Andere Autoren erwähnen noch, daß besonders schwarze und kleinere Bohnen zur Arzneimittelherstellung geeignet sind, etwa als Mittel gegen Erkältungen, Kopfschmerzen, Fieber und Schlaflosigkeit.

BOCKSDORN

Lycium sinense

DER BOCKSDORNBRUNNEN

»An der Hütte des buddhistischen Mönches befindet
Sich ein Medizinbaum, daneben ein eiskalter
Einsamer Brunnen, beide an ein gemeinsames
Schicksal gebunden. Der Brunnen führt Quellwasser,
Und der Baum hat magische Wirkung.
Die dunklen Blätter von smaragdgrüner Farbe
Bedecken die Steine der Mauer. Am runden
Zweig glänzen reife Früchte, feuerrot.
Doch in Wahrheit sind dort verborgen
Die Ruten der Unsterblichkeit, während
Uralte Wurzeln die Gestalt glücksbringender
Hunde besitzen.
Das Heilmittel wirkt wie ein Zauber,
Sein Geschmack ist so süß wie der Tau.
Und du mußt wissen, für ein langes
Langes Leben genügt
Schon ein bißchen.«

Dieses Gedicht stammt von Liu Yuxi (772–842), einem brillanten Mann, der nach Bestehen der kaiserlichen Examen eine außergewöhnliche politische Laufbahn begann. Verleumdungen brachten ihm das Exil in Yunnan. Seine Werke sind oft in Motiv und Form den Volksliedern nachempfunden.
In dem hier aufgeführten Gedicht findet sich einiges aus dem Volksglauben wieder: Quellwasser und ein medizinisch genutzter Baum liefern magische Heilmittel; die Ruten der Unsterblichkeit (so nannte man die Zweige des Bocksdorns) werden von dieser Pflanze gewonnen und haben die Kraft, wie Shou Xing, Gott des langen Lebens, das Leben zu verlängern. Die Wurzeln sehen aus wie Hunde und enthalten das Elixier der Jugend und Männlichkeit.

枸杞 無毒

叢生

茂州狗杞

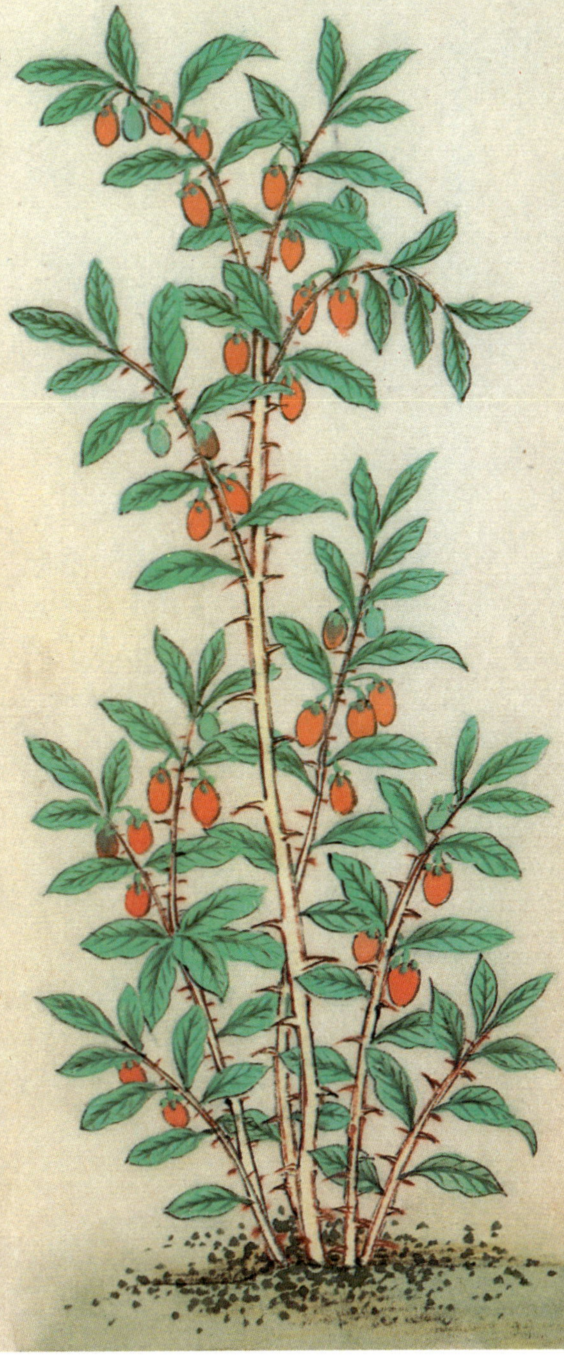

枸杞 出神農本経 主五内邪氣熱中消渇周痺
久服堅筋骨輕身不老 以上朱字神農本経 風濕下
胷脇氣客熱頭痛補内傷大勞嘘吸堅筋

茂州狗杞

Chinesischer Bocksdorn aus Ma Zhou
(Ma Zhou gou qi)

出神農本經

Aus dem »Ben Cao des Shen Nong«

以上朱字神農本經

Der Text oben, in den roten Schriftzeichen, stammt aus dem »Ben Cao des Shen Nong«.

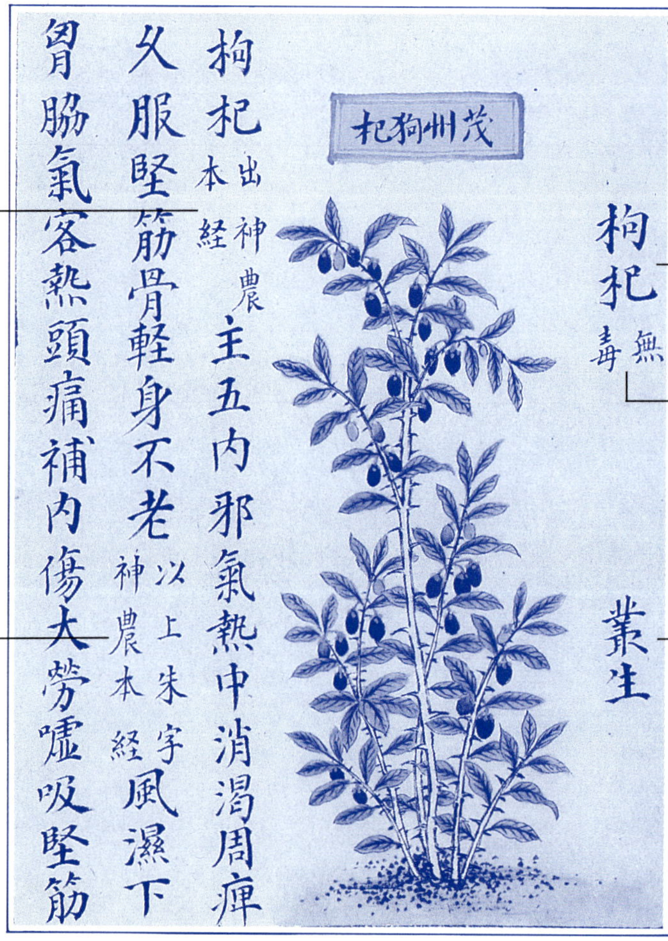

枸杞

Chinesischer Bocksdorn
(Gou qi)

無毒

Nicht giftig
(Wu du)

叢生

Wächst schnell
(Cong sheng)

Vertreibt die »Wärme« aus Milz und Magen, heilt Diabetes und bekämpft die Erreger der Krankheiten in den fünf Eingeweiden, hilft bei diffusen Schmerzen vor allem im Rückgrat. Über längere Zeit eingenommen stärkt es Sehnen und Knochen, erhält schlank und verlangsamt das Altern.

Heilt Rheuma, vertreibt Gase aus Magen und Darm, erlöst von einer durch »Wärme« verursachten Migräne, hilft bei Überanstrengung, die sich in schwerem Atmen zeigt. Kräftigt Sehnen und Muskeln. Stärkt das Yin in Leber und Nieren. Unterstützt die Tätigkeit des Dünn- und des Dickdarms, hilft gegen Wärme und Kälte.

(Der Text oben, in schwarzen Schriftzeichen, stammt aus den »Privaten Aufzeichnungen berühmter Ärzte«.)

Bocksdorn

Tonikum
Man bereite eine Suppe mit Hammelfleisch und Bocksdornblättern zu. Diese wird die Lebenskräfte bedeutend steigern und auch die Sehkraft verbessern. Die Brühe trinkt man anstelle von Tee.

Manneskraft
2 Liang Bocksdornblätter, 2 Liang frischer, klein geschnittener Ingwer werden in 3 Shang Wasser bis auf ein Shang eingekocht. Man trinke es als Tee. Stellt die Manneskraft wieder her.

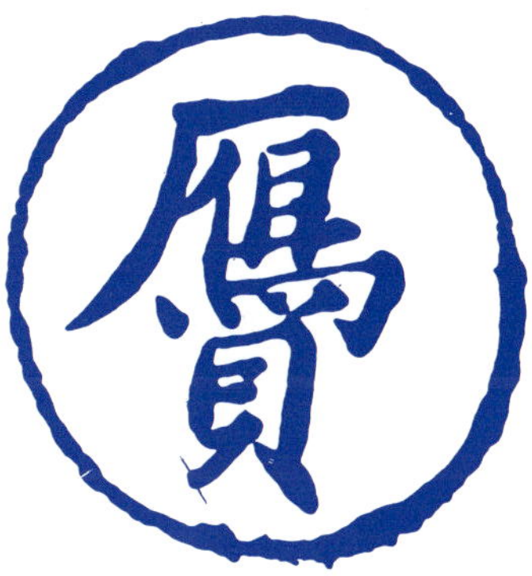

Der Bocksdorn ist keine sehr bekannte Pflanze; in manchen botanischen Texten wird sie nicht einmal aufgeführt. Dioskurides fiel nichts Besseres ein, als sie »lykion« zu nennen, das heißt »Pflanze aus Lykien«, nach einer Region in Kleinasien. Es handelt sich um einen immergrünen oder auch laubwerfenden Strauch, kriechend oder kletternd, sehr widerstandsfähig, auch in schwierigen klimatischen Verhältnissen, oft mit Dornen versehen. Die Blüten sind unauffällig, die Früchte sehr dekorativ.
Nach Tao Hongjing (452–536), dem Verfasser der »Privaten Aufzeichnungen berühmter Ärzte«, heißt der Bocksdorn »Xian ren« (Stock der Unsterblichkeit), während das Illustrierte Ben Cao (Tu jing ben cao) von 1062 ihn »Tian cai« (Rote Beete) nennt. Der Bocksdorn beginnt im »Frühjahr zu wachsen«, so Tao Hongjing, »die Blätter ähneln denen des Granatapfelbaumes, sind aber zarter und gut eßbar. Die Pflanze heißt auch Rote Beete. Der Stamm wird zwischen 90 und 120 Zentimeter hoch, und die Pflanze sieht aus wie ein Strauch. Die Blüten knospen zwischen Juni und Juli, sind sehr klein und von purpurner Farbe. Die Früchte sind leuchtend rot, gering an Zahl, von länglicher Form, die an die Brustbeere erinnert.«
Gemäß der Kaiserlichen Apotheke »stärkt Bocksdorn die Lebenskraft, erhöht die Kraft und Vitalität der männlichen wie weiblichen Geschlechtsteile. Deshalb sagt das Sprichwort: ›Bist du 1000 Li weit von deinem Haus entfernt, dann iß besser kein Gericht mit dieser Pflanze, da sie die Kraft und das Verlangen der aktiven Körperteile verstärkt.‹«
Zhen Quan (540–643) versichert im »Yao xing lun« (Ausführungen über das Wesen der Heilmittel): »Die in einem Mörser zerstoßenen Blätter geben einen Saft, der gut für die Augen ist. Er heilt Bindehautentzündung der Augen, Schwindelgefühle und Kopfweh. Blätter und Früchte stärken die vitalen Kräfte, gleichen Yin und Yang aus, beleben die Gesichtsfarbe, schärfen die Sicht, beruhigen die Nerven und verlängern das Leben.« Die Meister »Ri Hua« aus der Ming-Zeit (1368–1644) glauben, daß die »jungen Pflanzen (des Bocksdorns) Überreizungszustände beheben, Rheumaschmerzen in Muskeln und Knochen lindern, das ›warme Gift‹ bekämpfen, Schwellungen und Infektionen der Haut heilen, das Gedächtnis verbessern und die fünf Eingeweide von den Schäden befreien, die von einer Unausgeglichenheit herrühren (Überernährung schädigt die Milz; Zorn die Leber; Feuchtigkeit die Nieren; Kälte die Lungen; Schmerzen und Angst das Herz; Wind, Kälte, Regen und Hitze greifen die Gesundheit an, Schrecken und Ausschweifungen den Geist). Die Pflanze stärkt das Herz.«
In der chinesischen Heilmittelkunde hat der Bocksdorn eine vergleichbare Wirkung wie Ginseng und Tragant.

MAULBEERBAUM

Morus alba

»Wenn der Frühling sich erwärmt,
Wenn die Goldamsel ihren Gesang erhebt,
Nehmen die jungen Leute große Körbe
Und gehen hinauf auf schmalen Pfaden,
Die zarten Blätter des Maulbeerbaums zu sammeln
. . . Im dritten Monat sammeln wir die Maulbeerblätter,
Haben bei uns Axt und Sichel,
Um die langen Zweige oben im Baum abzuschneiden
Und die zarten Blätter zu Büscheln zu binden . . .«

(Aus dem Gedicht »Im siebten Monat« im »Buch der Lieder«.
Dieses Volkslied war schon zu Zeiten des Konfuzius bekannt.)

»Die untergehende Sonne scheint über die kargen Hütten,
Auf absteigenden Pfaden kehren Schafe und Kühe heim.
Der Alte, auf seinen Stab gestützt, wartet bange
Vor seiner strohbedeckten Hütte auf den Schäferjungen.
Es schreit der Fasan über die korngefüllten Ähren hinüber,
Die Raupen schlafen auf zarten Maulbeerblättern.
Zwei Bauern kehren zurück, die Hacke über der Schultern,
Lange bleiben sie stehn, tief ins Gespräch versunken.
Wie sehr beneide ich dies heitre Leben und singe
Wehmütig das alte Lied ›Ich sehne mich nach meinem Heim‹.«

(»Das Landgut am Wei-Fluß« von Wang Wei, Dichter, Maler und
Musiker, 699–759).

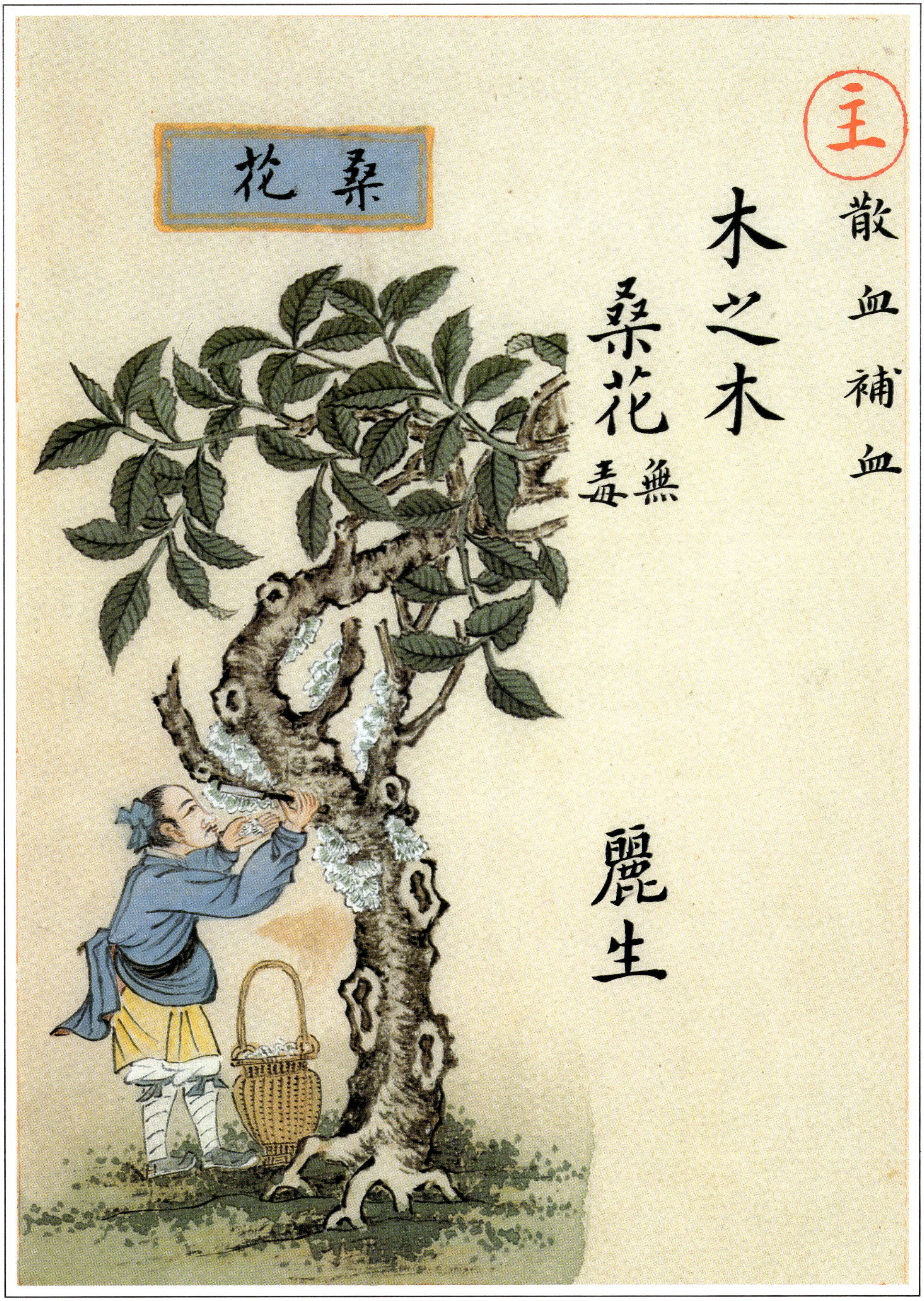
桑花
主
散血補血
木之木
桑花
無毒
麗生

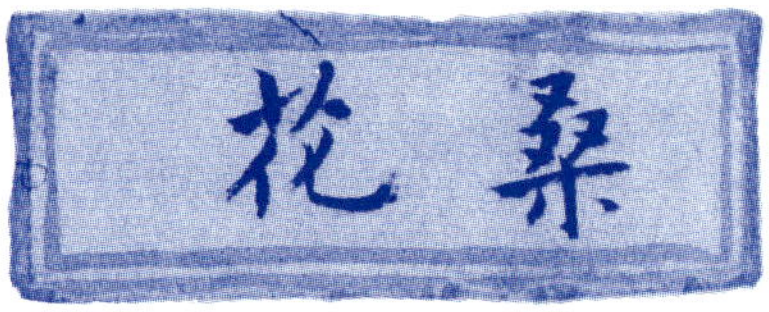

Pilz des Maulbeerbaums
(Sang hua)

木之木

Holz des Baumes
(Mu zhi mu)

Dieser Text gehört nicht zur Tafel, sondern zu einem anderen Teil des Kaiserlichen Ben Cao.

桑花

Die Bezeichnung heißt wörtlich »Blume des Maulbeerbaums«. Die Pflanze heißt »Weißer Maulbeerbaum« (Sang bai). Li Shizhen benutzt die Bezeichnung »Moos des Maulbeerbaums« (Sang xian), während es im »Illustrierten Ben Cao« »Kupfergeld des Maulbeerbaums« (Sang qian) heißt.

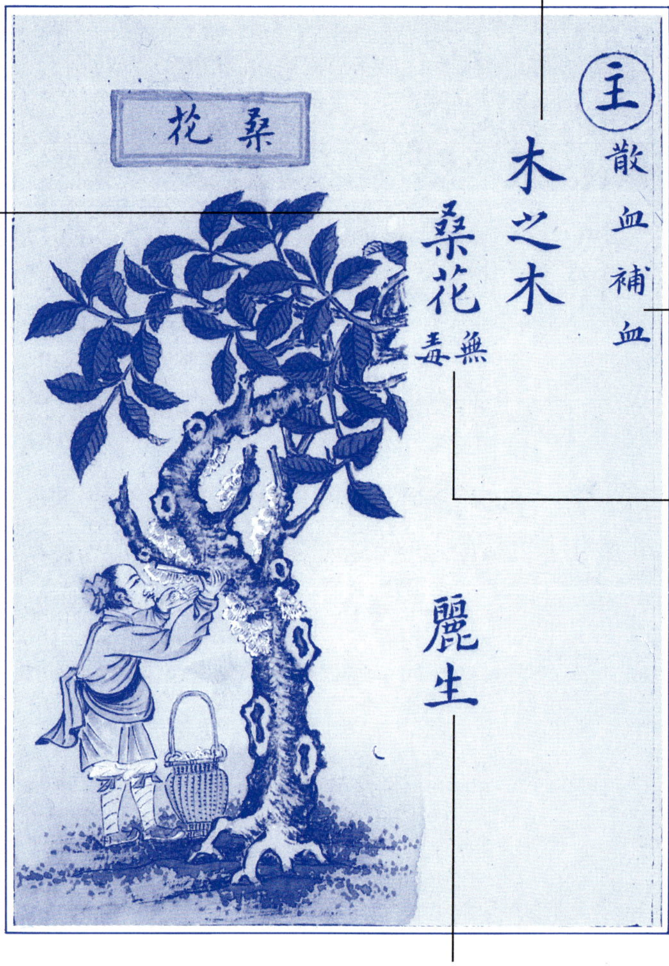

無毒

Nicht giftig (Wu du)

麗生

Epiphython (auf einer Pflanze wachsend)
(Li sheng) (Der Pilz wird als eine Pflanze angesehen, die den Maulbeerbaum nur als Unterstützung benutzt. In Wirklichkeit handelt es sich um einen Parasiten, der das Holzgewebe des Baumes, auf dem er lebt, zerstört.)

NASENBLUTEN

Man sammle mit einem Messer den Pilz auf der Rinde des Maulbeerbaumes, erwärme ihn bei niedriger Hitze in einer Pfanne, bis er trocken ist. Dann zerstoße man ihn zu Pulver. Man nehme das Mittel mit Wasser ein. Das Nasenbluten wird zum Stillstand gebracht.

SPRICHWORT

»Man kann die Blumen sorgsam pflanzen, ohne daß sie wachsen. Man kann die Zweige des Maulbeerbaumes in die Erde stecken und sie ergeben einen angenehmen Schatten.«
Der Mensch denkt und Gott lenkt.

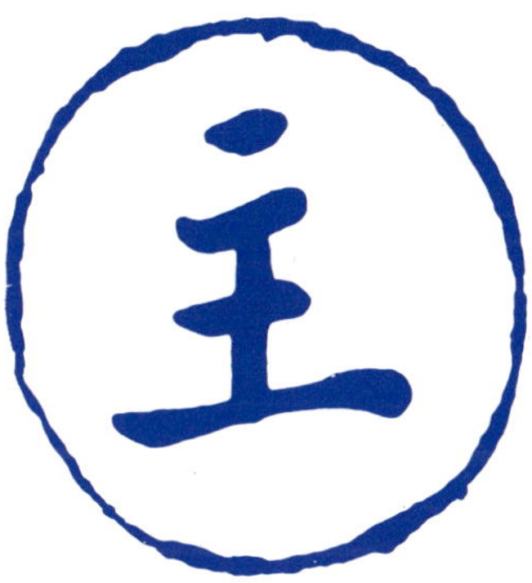

Einem alten Märchen zufolge hat eine göttliche Raupe den mythischen Gelben Kaiser bei seiner Rückkehr von einem großen Sieg huldigend einen Ballen Stoff überreicht, den sie selbst gewebt hatte. Zur großen Überraschung der kaiserlichen Gattin Lei Zu war der Stoff leicht wie eine Wolke und glatt wie Wasser, wie man es noch nie zuvor gesehen hatte. Dies war die Geburt der Seide. Lei Zu fand rasch einen Weg, dieses wunderbare Gewebe selbst herzustellen. Mit weiblicher Intuition zog sie eigenhändig Raupen auf, kümmerte sich wie eine Mutter um sie und gab ihnen die Blätter jenes Baumes zu fressen, auf dem die göttliche Raupe gelebt und gearbeitet hatte. So entwickelte sich die Seidenraupenzucht, wodurch der Maulbeerbaum zur wirtschaftlich wichtigsten Pflanze Chinas wurde.

In Qianshangyang, in der Provinz Zhenjiang, haben die Archäologen einen Streifen Seide gefunden, der bis in die Jungsteinzeit zurückgeht. Auf Bronzegefäßen der Shang-Dynastie (16.–11. Jahrhundert v. Chr.) sind Seidenraupen und ein Seidenstoff dargestellt.

In China werden seit einem Jahrtausend zwei Arten von Maulbeerpflanzen genutzt: der Baum »Lusang« und der Busch »Disang«.

Der Maulbeerbaum ist im Fernen Osten beheimatet und kam vielleicht durch die Chinesen nach Turkestan und Indien. Im 6. Jahrhundert erreichte er Konstantinopel mitsamt einiger Raupen, und zwar im Gepäck von byzantinischen Mönchen. Später breitete er sich in ganz Europa aus und trat schließlich an die Stelle einer anderen Art: Der Morus nigra, der schwarze Maulbeerbaum, stammt aus Persien und wurde seit Jahrhunderten im Mittelmeerraum angebaut. In Italien tauchte er im Jahre 1434 auf.

Die chinesische Heilmittelkunde bedient sich des Maulbeerbaums auf vielfache Weise. Die Wurzel findet als schleimlösendes Mittel Verwendung bei Husten, Asthma und Bronchitis. Die Rinde des Stammes hilft bei Asthma und Husten, vertreibt die »Hitze« aus den Lungen, heilt Ödeme, entwässert und senkt den Blutdruck.

Die Blätter lindern das Fieber, erfrischen, verbessern das Augenlicht und nehmen Schwellungen am Auge zurück. Zusammen mit den Blättern der Chrysantheme vertreiben sie Kopfschmerzen und leichtes Fieber.

Die Frucht, die Maulbeere der weißen Art, stellt das »Qi« (die Lebenskraft) wieder her, nährt das Blut, beruhigt bei nervösen Zuständen, hilft bei Bluthochdruck und Diabetes.

Wie man auf der Farbtafel sehen kann, wird im Kaiserlichen Ben Cao auch noch das »Moos des Maulbeerbaums« erwähnt. Es handelt sich dabei um einen Pilz von grünlich-weißer Farbe, der die Rinde des Baumes angreift. Man schabt ihn mit einem Messer ab, läßt ihn an der Luft oder in einer Pfanne auf dem Herd trocknen und zerstößt ihn dann zu Pulver. Dieses Pulver »regt die Tätigkeit der Milz, des Magens und Darms an, bringt Nasenbluten zum Stillstand, heilt die Krankheiten der weiblichen Geschlechtsteile«. (Aus den »Privaten Aufzeichnungen berühmter Ärzte«)

WEIDE

Salix

Blüten ähnlich, und doch keine Blüten,
Ihr Fallen erweckt kein Bedauern.
Sie verlassen ihr Heim und folgen der Straße,
Launisch und ziellos, doch schweren Herzens auch.
Dann wird sie übermächtig, die Trauer,
Sinkt schwer herab auf die Augenlider,
Die so gerne sich öffnen würden.
Im Traume gehen sie 1000 Li,
Getragen vom Wind,
Sehnsüchtig nach den Lieben suchend,
Bis der Vögel Rufen sie weckt.
Nicht traurig sein, wenn die Blüten fallen,
Nicht seufzen nach den roten Blättern,
Die in staubigem Hofe dort liegen.
Es rauscht der morgendliche Regen,
Verstreut sie weit übers Wasser hinaus,
Das Ende kommt doch für alle.
Schon sind die Farben des Frühlings vergangen,
Zwei Drittel liegen im Staub, und
Ein Drittel fließt mit dem Strome hinaus.
Schau nur genau hin,
Sind es die Blüten der Weide?
Tränen sind es all jener,
Welche das Schicksal getrennt.

(Su Shi, 1037–1101, Die Weidenblüten)

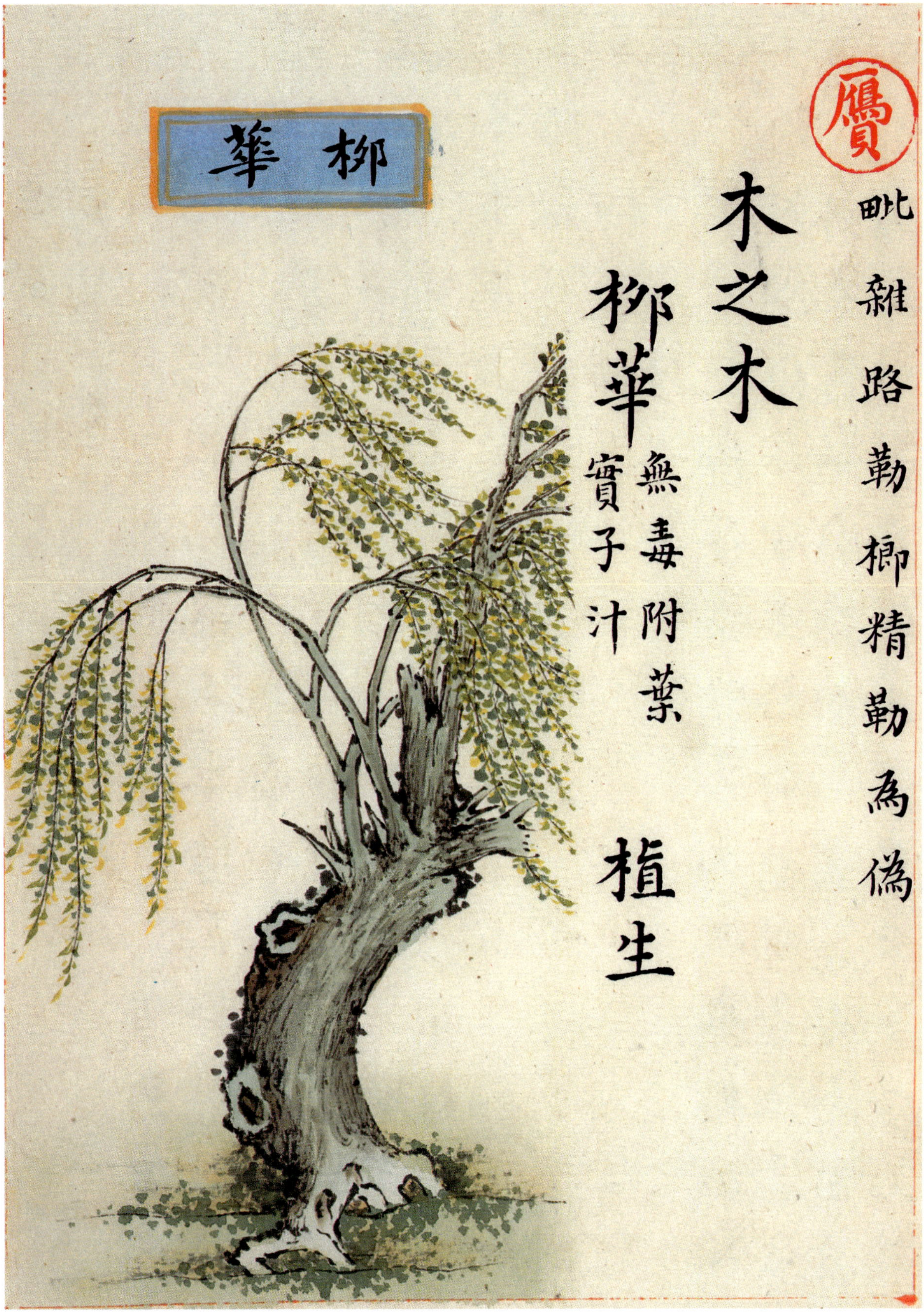

柳華
贗
毗雜路勒栁精勒勒為偽
木之木
柳華
無毒附葉
實子汁
植生

柳華

Weidenblüte (Liu hua)
bezieht sich auf den Samen.

木之木

Holz des Baumes
(Mu zhi mu)

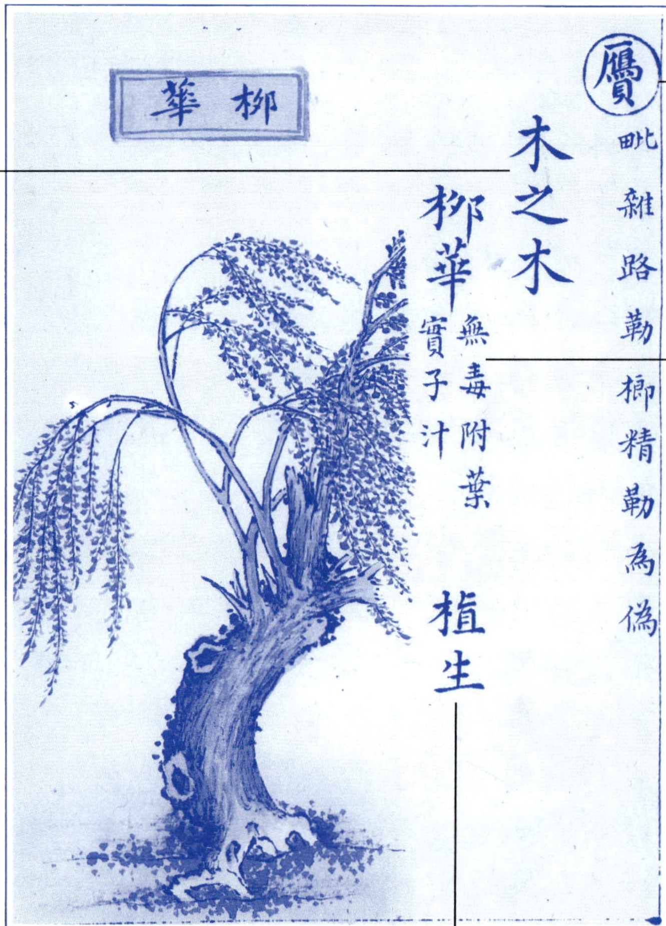

(Dieser Satz betrifft
nicht die Tafel, sondern
einen anderen Text des
Kaiserlichen Ben Cao.)

無毒附葉
實子汁

Nicht giftig, einschließlich
Blätter, Frucht und Saft der
Samen

植生

Zum Anbau geeignet
(Zhi sheng)

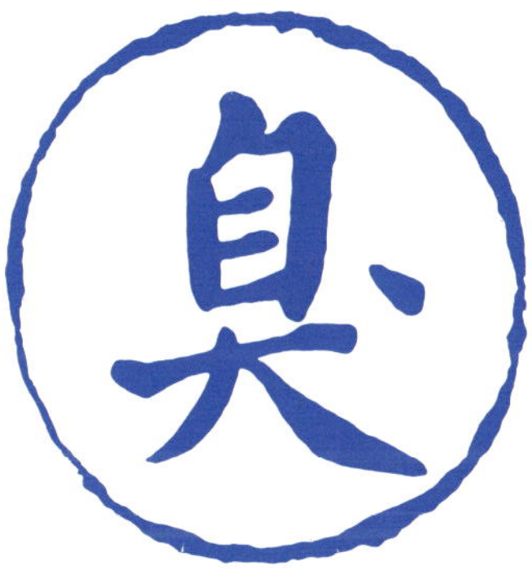

Augenbrauen
Man sammle frische Weidenblätter und trockne sie im Schatten, zerstoße sie anschließend zu feinem Pulver. Dieses gibt man zusammen mit dem Saft einer frischen Ingwerwurzel in einen Metallbehälter und mische es kräftig durch. Jeden Abend vor dem Zubettgehen massiere man mit der Paste die Augenbrauen. Sie werden dadurch dichter, kräftiger und schöner.

Furunkel
Der Flaum der Weidensamen wird zu gleichen Teilen mit Mehl von Süßkartoffeln oder Bohnen und mit Lampenöl vermischt und auf die erkrankte Haut aufgetragen.

Sprichwort
»Auf die Weide zeigen und böse auf die Esche sein.«
Auf indirekte Weise andeuten, kritisieren, verleumden.

Die Weide erfreut sich in China besonderer Beliebtheit. Man schätzt sie wegen ihres Schattens, ihrer zarten Farben und weil so vieles an ihr nützlich ist. In den alten chinesischen Texten, einschließlich denen über Heilmittelkunde, herrscht ein wenig Verwirrung zwischen der Pappel (Populus), der Tamariske (Tamarix) und der Weide (Salix), die alle unter dem Namen »Yang liu« auftreten. Dies ist durchaus verzeihlich, denn auch die wissenschaftliche Klassifizierung unterteilt die Salices in zwei Arten: in Salix und Populus.
Aus dem weißen Holz der Weide werden Griffe und Henkel für landwirtschaftliche Geräte hergestellt, außerdem Stangen, Pfähle, Fässer, Bottiche, Verpackungen und Möbel. Aus dem zu Streifen geschnittenen Stamm werden Körbe, Hüte, Matten und Korbstühle gefertigt. Die Rinde eines zwei bis drei Jahre alten Baumes enthält Alkaloide und Salizyl, das sehr gut gegen Rheuma hilft. Die Rinde verwendet man auch zum Gerben. Sie macht Leder hell und widerstandsfähig, vor allem gegen Schimmel und Schädlinge.
Die frischen biegsamen und doch kräftigen Zweige werden geschält und in fließendes Wasser gelegt. Das ergibt dann die Weidengerten, aus denen unzählige Gebrauchsgegenstände geflochten werden – das Flechten ist in China noch immer ein blühendes Handwerk.
Der Weide werden zahllose Eigenschaften zugeschrieben. Die Dichter der Tang-Dynastie (618–907) sowie die Maler der Song-Dynastie (960–1279) haben sie wegen ihrer Schönheit und biegsamen Zartheit als Symbol für das schwache Geschlecht gewählt.
Die Weide soll auch die bösen Geister vertreiben. Deshalb säubern die Chinesen jedes Jahr zum Totenfest (Qing ming) die Gräber der Verstorbenen mit Weidenzweigen.
Wenn im China der Mandarine ein Beamter die Hauptstadt verließ, um in der Ferne ein neues Amt anzutreten, überreichten ihm Freunde und Bekannte am östlichen Tor der Stadt zerbrochene Weidenzweige. Dies war ein Zeichen ihrer Trauer.
In der alten Arzneimittelkunde hatte man sehr viele Verwendungen für die Weide, die in der heutigen, in der man sich auf die Salix alba beschränkt, fast verschwunden sind.
Aus dem Kaiserlichen Ben Cao erfahren wir, daß die Blätter der Weide desinfizieren, Blutungen stillen, dem Knierheuma entgegenwirken und Hautentzündungen heilen. Die Blüten helfen bei Gelbsucht, Hautkrankheiten, Furunkeln und Schnittwunden.
Der Saft aus den winzigen Samen löscht ganz vorzüglich den Durst. Die Rinde, die Wurzel und die kleinen Äste der Weide wirken harntreibend und helfen bei allen Hautreizungen, die von Insektenstichen stammen. Die Rinde wird in China oft gegen Fieber eingesetzt. Um allzu heißblütige Ehemänner zu besänftigen, oder viel öfter noch, um einer Konkubine übel mitzuspielen, haben chinesische Frauen ihren Männern fein zerstoßene Weidenblätter in den Wein geschüttet. Wurde diese Kur lange genug fortgesetzt, endete sie in der Unfähigkeit eines Mannes – ein wahrlich böses Heilmittel.

CHRYSANTHEME

Chrysanthemum sinense

»Seit langem schon haben die Jugendjahre mich verlassen,
Doch auch die reifen nehmen immer mehr ab.
Mit solch traurigen Gedanken, in schmerzhafter Schwermut
Kehr ich zurück an diesen kalten, verlassenen Ort.
Einsam bleibe ich lange mitten im Garten stehen,
Die Sonne ist blaß, kalt weht der Wind und dicker
Rauhreif bedeckt noch die Erde.
Es ist Herbst. Die Salatblätter hängen herab, voller
Samen leiden die entlaubten Bäume.
Geblieben sind nur die Blüten der Chrysantheme,
Kaum aufgeblüht noch unter den Zweigen der Weide.
Einen Becher wollte ich füllen mit Wein,
Doch hielt ich inne beim Anblick der Blume.
Wie gut ich mich erinnere, daß in jungen Jahren
Die Traurigkeit so rasch zur Freude wurde.
Heute jedoch, im Zuge der alternden Jahre,
Werde immer seltener von Freude ich überrascht.
Ich lebe in ständiger Furcht, daß mich Alten
Auch der stärkste Wein nicht mehr tröstet.
Deshalb, o Chrysanthemen, die ihr so spät erscheint,
Frage ich mich, warum in dieser düsteren Jahreszeit
Nur ihr blüht? Sicher tut ihr es nicht für mich.
Von euch will ich lernen, und wenn nur für kurz,
Ein heiteres Antlitz zu zeigen.«

Nur wenige Dichter sind unter ihren Zeitgenossen so beliebt gewesen wie Bo Juyi (Bai Juyi, 772–846). Seine Gedichte waren in aller Munde, und eines seiner bekanntesten ist dieses hier zitierte, das den Titel »Chrysanthemen im östlichen Garten« trägt.

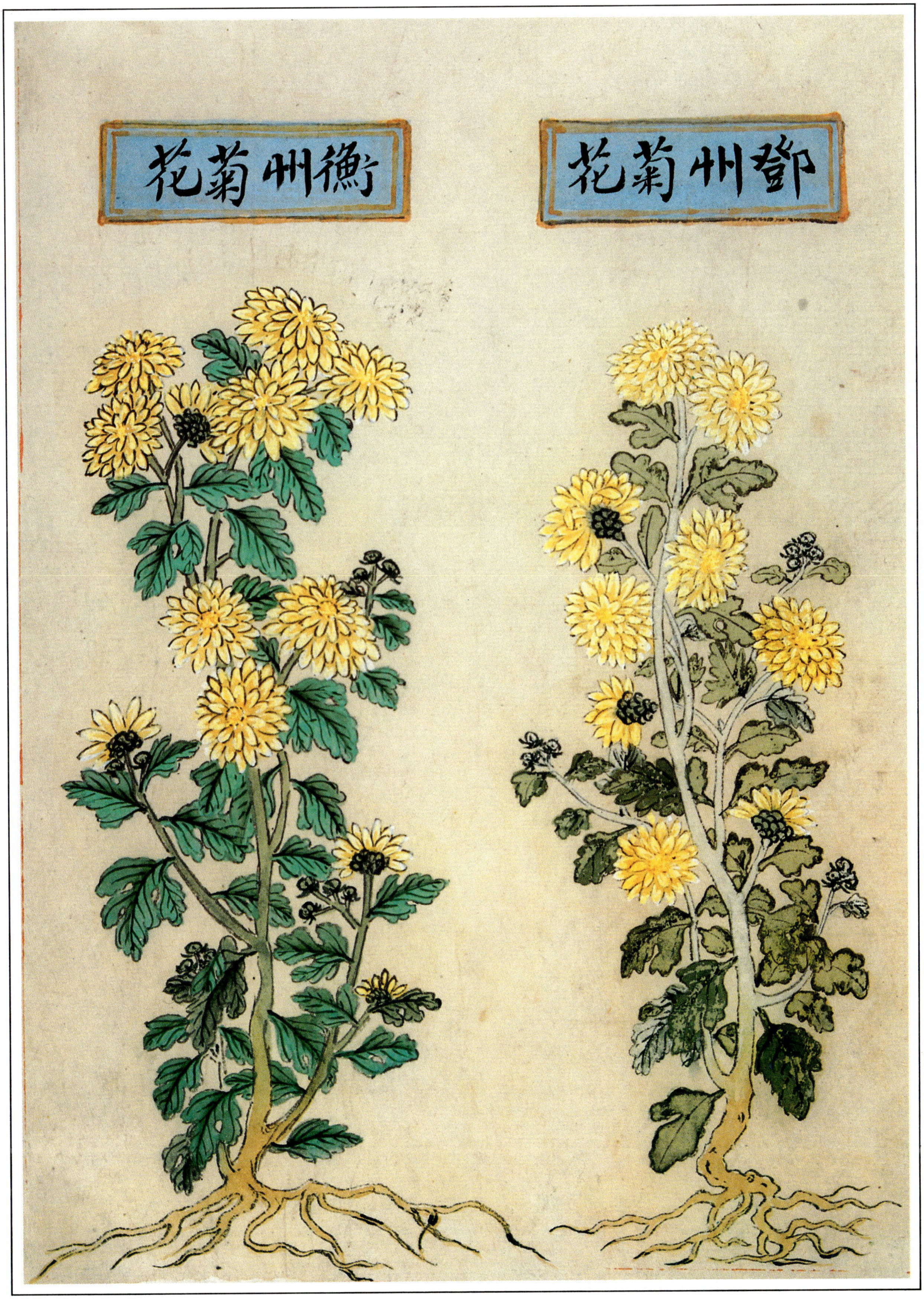
鄧州菊花
衡州菊花

菊花

Chrysantheme (Ju Hua)

以上朱字神農本經

Der Text oben, in roten Schriftzeichen, aus der »Materia Medica des Shen Nong«.

以上黑字名醫所錄

Text oben, in schwarzen Schriftzeichen, aus »Private Aufzeichnungen berühmter Ärzte«

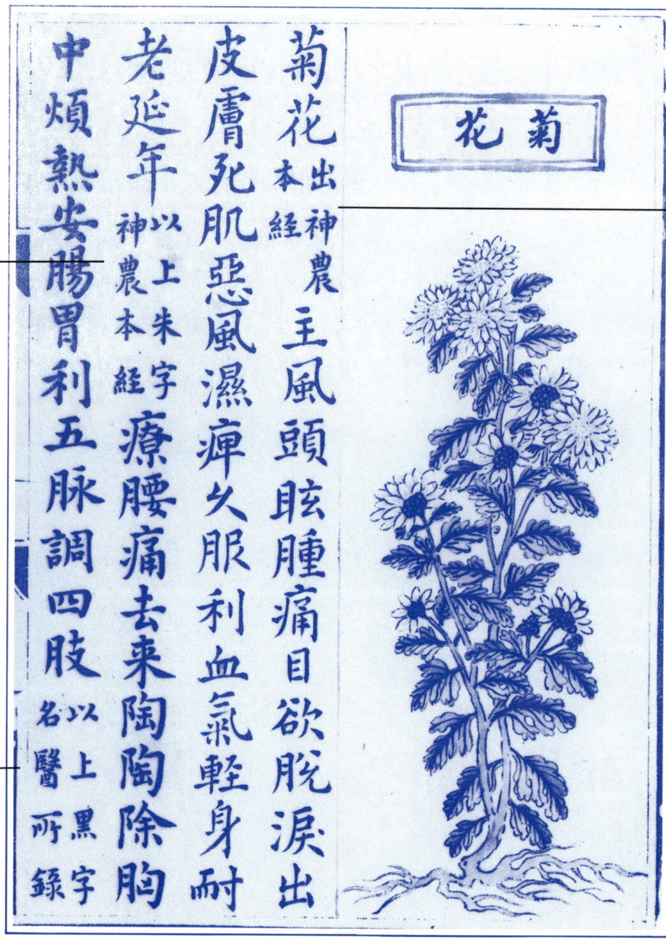

菊花

菊花 出神農本經 主風頭眩腫痛目欲脫淚出皮膚死肌惡風濕痹久服利血氣輕身耐老延年 以上朱字神農本經 療腰痛去來陶陶除胸中煩熱安腸胃利五脈調四肢 以上黑字名醫所錄

出神農本經

Oben, aus der »Materia Medica des Shen Nong«

Heilt Muskelschmerzen, vertreibt die unangenehmen Hitzegefühle im Unterleib (von Zorn verursacht), stabilisiert den Puls in Verbindung mit den fünf Organen (Herz, Leber, Milz, Lungen und Nieren). Hält die Gelenke beweglich.

Heilt alle vom Wind verursachten Störungen: Schwindelgefühle, Schwellungen, Bindehautentzündung der Augen, rheumatische Schmerzen, Bewegungsschwierigkeiten. Über längere Zeit hinweg genommen, wirkt es als Tonikum für das Blut und regt das »Qi« (die Lebenskraft) an, erhält schlank, bekämpft die Alterserscheinungen und verlängert das Leben.

Erkältung
Solanum dulcamara (bittersüße Nachtschatten): 50 g
Getrocknete Wurzel der Glycyrrhiza uralensis: 50 g
Blüten der Chrysanthemum sinense: 50 g
Die Zutaten werden zu Pulver zerrieben. Für eine Dosis schütte man 10 Gramm dieses Pulvers in einen Becher mit lauwarmem Wasser und trinke das Ganze vor dem Zubettgehen. Es sollte bei den ersten Anzeichen von Unwohlsein genommen werden, um der Grippe vorzubeugen.

Schwindelanfälle
Blüten der Lonicera japonica (japanisches Geißblatt): 6 g
Blüten der Chrysanthemum morifolium: 6 g
Blätter der Euphoria longan (Drachenauge): 4 g
Man koche das Ganze in vier Schälchen Wasser, bis die Hälfte verkocht ist. Der Aufguß wird nun gefiltert, mit Honig gesüßt und als Tee während des Tages getrunken. Vertreibt die Schwindelgefühle.

Chrysanthemen spielen in der chinesischen Kunst eine große Rolle. Herrliche Gemälde, zarte Gedichte, kostbare Stickereien haben diese Blume, Symbol des langen Lebens, zum Motiv. Der Name ist eine Zusammensetzung von griechisch »krusós« (Gold) und »ànthemon« (Blume). Obwohl die Gattung Hunderte von Arten umfaßt, deren viele wild in der Natur wachsen, verstehen wir unter Chrysanthemen oft die aus der japanischen Chrysanthemum indicum gezüchteten Hybriden. Aus dieser japanischen Art stammen die kleinköpfigen Chrysanthemen ab, während die chinesische Art, die Chrysanthemum sinense, große Köpfchen hat.

Im fernen Osten wird die Chrysantheme seit über zweitausend Jahren kultiviert. In China steht sie für langes Leben, Freude und Heiterkeit. Der neunte Monat des Mondkalenders ist der »Monat der Chrysantheme«. Am neunten Tag des neunten Monats findet ein großes Fest statt.

Der Dichter Du Mu empfiehlt den Mädchen:
»Steck dir eine Chrysantheme ins Haar!
Du mußt sie dir anstecken.
Ich möchte dich mit Blumen geschmückt sehen,
Wenn du mich nach Hause begleitest.«

Ein chinesisches Rollbild mit einer Kiefer und einer Chrysantheme drückt den Wunsch aus, der Empfänger möge lange leben. Befindet sich auch noch eine Heuschrecke über der Blume, ein Bild, das man nur hohen Beamten zukommen ließ, dann wünscht man dem Empfänger, daß er lange in seinem Amt bleiben möge.

In der Küche streut man die Blättchen frischer Chrysanthemenblüten sowie geröstete Brotkrusten über Schlangensuppe. Oder man taucht sie in den neuen Schnaps aus fermentiertem Reis, gleich wenn man ihn aufmacht. Getrocknete Chrysanthemenblüten verwendet man auch zur Aromatisierung gewisser grüner Teesorten. Es gibt auch einen beliebten Reisschnaps, der »Chrysanthemenschnaps« heißt.

In der europäischen Küche dienen Chrysanthemen dazu, Gerichte mit bitteren Kräutern oder Petersilie abzuschmecken. Es handelt sich dabei um Chrysanthemum balsamita oder Frauenminze. Auch die Pyritblume, Todfeind der Insekten, ist nichts anderes als die Chrysantheme, aus deren getrockneten Köpfchen man das Pulver gewinnt. Hier geht es um Chrysanthemum cinerariaefolium.

In der alten Arzneimittelkunde wurde häufig Chrysanthemum indicum oder sinense verwendet. Heute ist noch die Hybride morifolium hinzugekommen, die aus Kreuzungen und Selektionen der beiden anderen Arten entstanden ist.

Man benutzt die Blüten von Chrysanthemum indicum gegen eitrige Entzündungen, die von Bakterien oder Mikroben hervorgerufen wurden, des weiteren bei akuter Bindehautentzündung der Augen, Kopfschmerzen, Schwindel und als Vorbeugemittel gegen Grippe. Chrysanthemum morifolium wirkt bei starker Migräne, als Beruhigungsmittel, gegen Fieber und zu hohen Blutdruck.

BAMBUS

Bambuseae

»Das gute Bestreben, dem Staate zu dienen,
Brachte mir keinen Lohn.
Jetzt wachsen vor der Tür meines Hauses
Gräser im Herbst.
Wie kann ich mit meinem ländlichen Herzen
Frieden nur finden?
Da hab' ich den Bambus im Garten gepflanzt,
Sprößlinge, hundert und mehr.
Und wie ich ihnen beim Wachsen zuschau'
Am Ufer des Baches,
Da scheint mir ein neues Leben gegeben
Inmitten der Hügel.
Oft wandle ich an den freien Tagen
Rings um das kleine Gehege herum,
Bis es Nacht wird.
Sagt mir doch nicht,
›Sie spenden zu wenig an Schatten noch‹!
Jeder Tag, der vergeht,
Heißt, daß im Haus und im Garten
Schon frischere Luft weht.
Aber am liebsten streck' ich mich aus
Nahe am Fenster
Und höre im Laube der Zweige
Den Herbstwind rauschen.«

(»Bambus pflanzend« von Bo Juyi [Bai Juyi], 772–846)

天竺黄

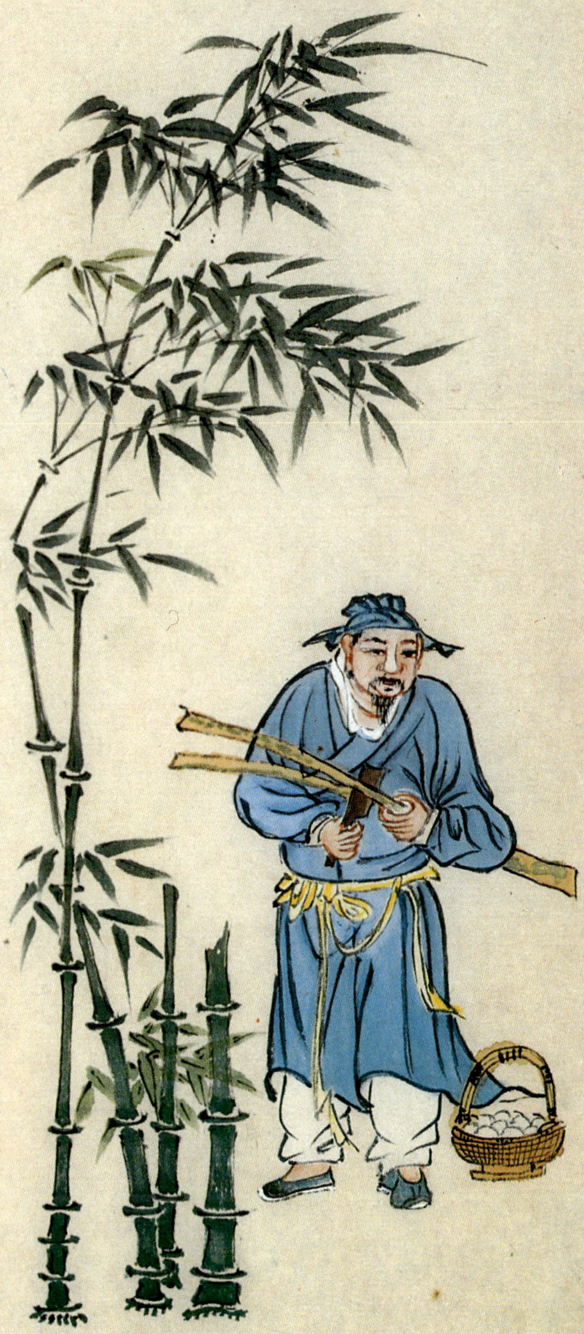

天竺黄主小兒驚風天吊鎮心明目去諸風熱療金瘡止血滋養五臟名醫所錄

名 竹膏

苗 圖經曰按臨海誌云生天竺國今諸竹內往往得之衍義曰天竺黄自是

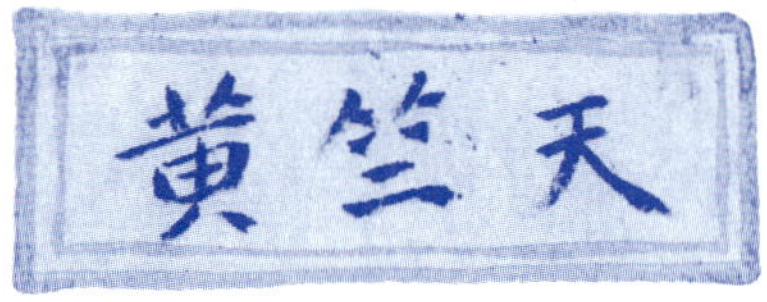

Ablagerungen von Kieselsäure im Bambusrohr (Tian zhu huang).

天竺黄

»Tian zhu« ist ein alter indischer Name und bedeutet wörtlich »Indisch-Gelb«.

名

竹膏

Name: Kieselsäure-ansammlungen des Bambus

名醫所錄

Aus den »Privaten Aufzeichnungen berühmter Ärzte«

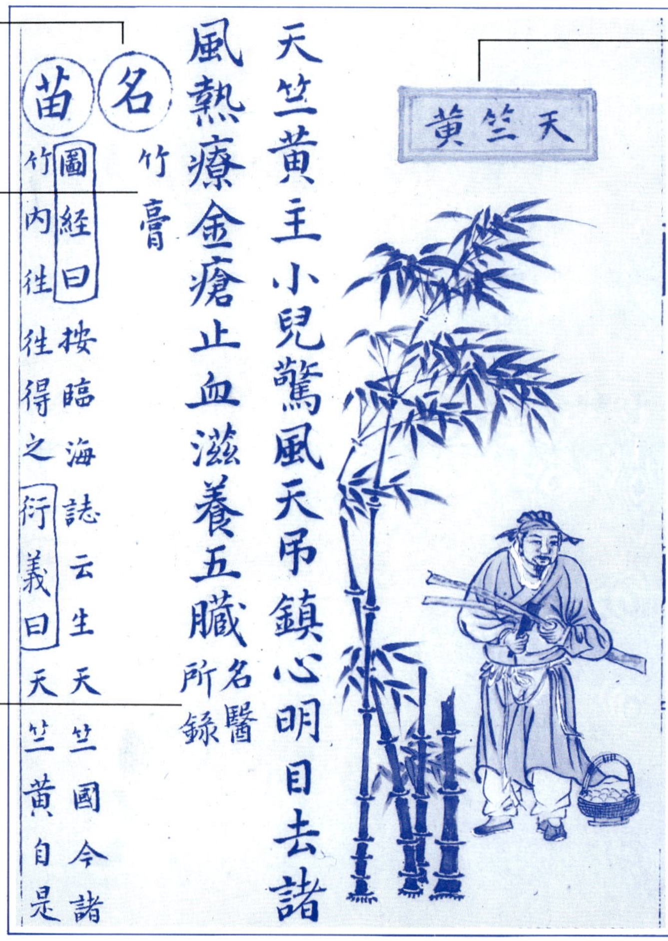

Die Ausscheidungen von Kieselsäure im Bambusrohr heilen Krämpfe bei Kindern und Epilepsie, beruhigen Zuckungen und bessern das Sehvermögen. Beseitigen verschiedene durch »Wind« und »Wärme« verursachte Krankheiten, lassen Wunden vernarben, stillen Blutungen und stärken die fünf Eingeweide.

Sprößling. Aus dem »Illustrierten Ben Cao«. In den »Annalen der merkwürdigen Meeresthemen« liest man, daß die Ablagerungen von Kieselsäure, die man ursprünglich nur aus Indien kannte, sich nunmehr in jedem Bambusrohr befanden. Im »Erweiterten Ben Cao« wird behauptet, daß diese Ablagerungen ein innerer Teil des Bambus seien, als ob diese sich gewissermaßen beim Kontakt der Pflanze mit dem gelben Erdreich gebildet hätten. Um diese Substanzen zu gewinnen, spaltet man das Rohr der Länge nach.

Krämpfe bei Kindern
Kieselsäure aus dem Bambus: 2 Qian
Pulver vom Realgar (Schwefelarsen): 1 Qian
Samen der Pharbitis nil (japanische Winde): 1 Qian
Die Samen werden zermahlen, und alles wird gut durcheinandergemischt. Dann gibt man Honig dazu und formt Pillen in der Größe von Maiskörnern. Jeweils drei Pillen mit Pfefferminztee einnehmen.

Sprichwörter
»Einen Bambus im Sinn haben«, heißt, gut vorbereitet und entschieden sein.
»Besser kein Fleisch auf dem Tisch als keinen Bambus im Haus«, sagt man, wenn man auf etwas nicht verzichten will.
»Eine Schlange kann in ein Bambusrohr kriechen, aber dabei muß sie sich sehr winden«, bedeutet: Nicht alles, was man haben will, ist leicht zu erreichen. Für bestimmte Ziele muß man sich eben anpassen.

Man nennt den Bambus den »Freund Chinas«. Er ist eine manchmal grasartige, selten rankende, oft aber baumartige Pflanze. Als Baum kann sie eine Höhe von 20 bis 30 Meter und einen Durchmesser von bis zu 50 Zentimer erreichen. Die Bambuseae, eine Unterfamilie der Graminaceae (Grasarten), sind wieder in 20 Gattungen mit mehr als 130 Arten unterteilt. Bei einigen von ihnen findet man in den hohlen Innenräumen des holzigen, gegliederten Rohres Einlagerungen von Kieselsäure (Silicium), auch »Tabaschir« oder »Bambuszucker« genannt, die man in Indien und China als Heilmittel verwendet. Das Bambusrohr bildet in feuchtwarmen Gegenden oft ausgedehnte Wälder. Es stammt ursprünglich aus Afrika, manche Arten sind auch in Asien und Amerika beheimatet. Die Pflanze blüht nur ein einziges Mal. Damit kündigt sich aber auch schon ihr Absterben an, das für die verschiedenen Arten jeweils in einem anderen Alter eintritt. Manche blühen erst mit 50 oder 100 Jahren. Dabei ist eine verblüffende Erscheinung zu beobachten, eine Art tödliche Ansteckung: Wenn eine bestimmte Art in irgendeiner Zone begonnen hat zu blühen, fangen in allen Teilen der Welt alle Pflanzen derselben Art ebenfalls an zu blühen, ganz gleich welchen Alters sie sind.
Sobald die Blüten bleich werden, stirbt der Stengel ab, aber aus dem Wurzelstock dringen Sprößlinge hervor, aus denen im Laufe einiger Jahre neue Pflanzen erwachsen.
Der Bambus gehört zum täglichen Leben der Chinesen. Die zarten und wohlschmeckenden Sprößlinge finden Verwendung in der Küche. Der elastische, widerstandsfähige Schaft dient als Gerüst für den Bau selbst von Wolkenkratzern. Die Blätter braucht man für Arzneimittel oder als Aromastoffe für den »Bambuswein«. Die »Seiten« der ältesten chinesischen Bücher sind nichts anderes als in Streifen geschnittene Bambusrohre. Diese immergrüne, biegsame, widerstandsfähige und ausdauernde Pflanze ist auch ein Symbol der Langlebigkeit. In frühesten Zeiten bestanden die Münzen aus Bambusscheiben. Die erste Rakete der Geschichte wurde aus Bambusrohr hergestellt und mit Schießpulver gefüllt. Als »Bambussprößlinge« bezeichnet man die deformierten Füße der chinesischen Frauen. Aber die »Bambusfrau« war eine Strohmatte, die im Sommer das Bett frisch halten sollte.
Das Ben Cao widmet viele Seiten den verschiedenen Arten der Bambuspflanze und ihrem Gebrauch bei der Herstellung von Arzneimitteln. Die von uns ausgewählten Medikamente befassen sich mit der Kieselsäure im Innern des Rohres.
Gemäß dem »Illustrierten Ben Cao« sind besonders die Bambusarten der südlichen Provinzen und in Fujian reich an diesen Ablagerungen. Das Interesse daran ist so groß, daß es zu den merkwürdigsten Mischvorschlägen gekommen ist, so zum Beispiel Asche von verbrannten Knochen und Mehl von »Kudzu« (Pueraria thumbergiana, eine Kopopubohne), gefärbt mit gelber Kieselsäure, soll eine vorzügliche Arznei sein.

HELENENKRAUT

Inula helenium

So unglaublich es klingen mag: Das Wort Tabak, das sich auf die Pflanze Nicotiana tabacum aus der Familie der Solanaceae (Nachtschattengewächse) bezieht, stammt aus dem Arabischen, »tubbaq«, und war eigentlich der Name eines Arzneimittelgewürzes, das man aus der Inula viscosa (Alant) gewann. Erst einige Jahrzehnte nach der Entdeckung Amerikas (1492) wurde dieses Wort dann auf die Tabakpflanze angewandt.

Doch die Verbindungen zwischen der Inula und dem Wort Tabak gehen auf eine Zeit weit vor dem 16. Jahrhundert zurück, ab dem sich das Wort auszubreiten begann. Die großen, würzigen Blätter des Helenenkrauts aus der Familie der Compositae (Korbblütler) wurden von den alten Römern fachgerecht zubereitet, getrocknet und in ihren Pfeifen als »Tabak« geraucht. In einigen Dialekten Piemonts, wo die römischen Legionäre einen deutlich spürbaren Einfluß hinterließen, wird diese Pflanze auch heute noch »wilder Tabak« genannt. Die Griechen indessen benutzten die Inula viscosa, um gelbe Farbe herzustellen.

Vor vielen Jahren wurde das Helenenkraut in England als Heilkraut sehr viel angebaut. Bis in die ersten Jahrzehnte des 20. Jahrhunderts hinein konnte man die kandierten Wurzeln dieser Pflanze an Kiosken kaufen, und nicht wenige Süßigkeiten wurden damit gewürzt. Die Bauern haben das Pulver aus dieser Wurzel zusammen mit Schweinefett als Mittel gegen Krätze bei ihren Haustieren eingesetzt.

草之草

旋覆花有小毒

植生

隨州旋覆花

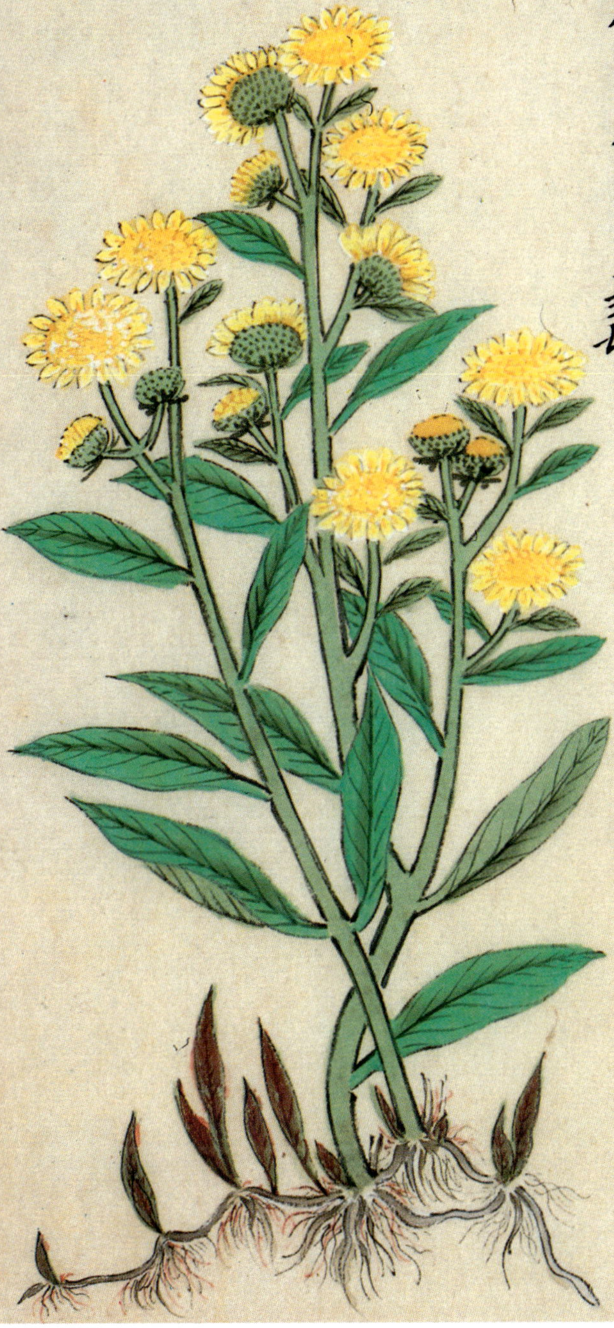

旋復花出神農本經主結氣脇下滿驚悸除水

去五臟間寒熱補中下氣以上白字神農本經消胸

隨州旋覆花

Blüte des Helenenkrauts aus Sui Zhou
(Sui Zhou xuan fu hua)

Sui Zhou liegt in der heutigen
Provinz Henan.

出神農本經

Aus dem »Ben Cao des
Shen Nong«

以上白字神農本經

Der Text oben,
in weißen Schriftzeichen,
stammt aus dem »Ben Cao
des Shen Nong«.

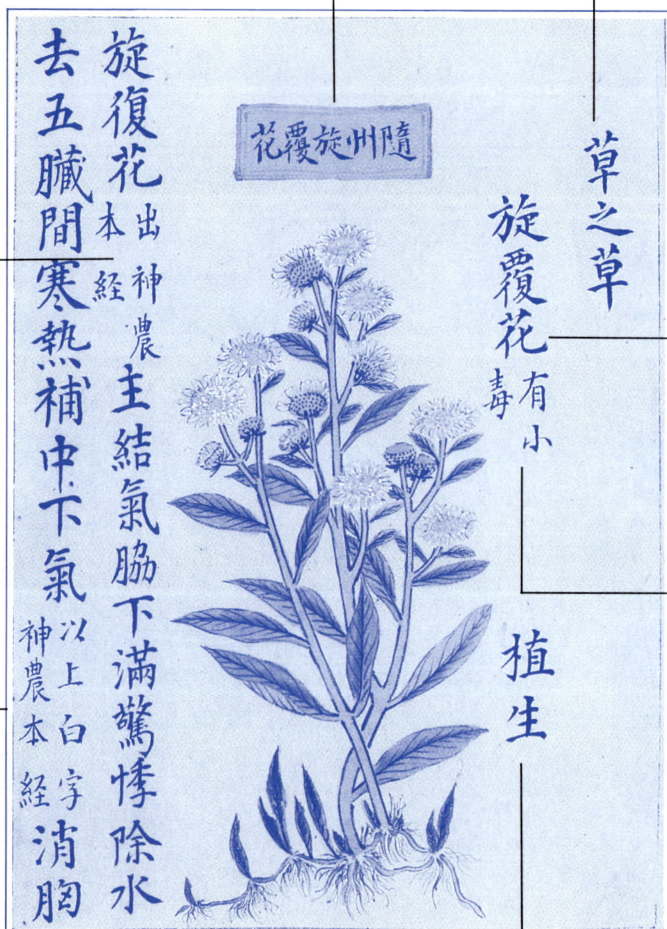

草之草

Gras vom Gras
(Cao zhi cao)

旋覆花

Blüte des Helenenkrauts
(Xuan fu hua)

有小毒

Leicht giftig
(Yao xiao du)

植生

Zum Anbau geeignet
(Zhi sheng)

Vertreibt die Krankheitserreger
aus Leber und Darm. Beruhigt Herzklopfen nach
einem Schrecken, entwässert, entfernt
»Wärme« und »Kälte« aus den fünf Eingeweiden.
Regt Magen- und Milztätigkeit an.
Kontrolliert die Gasbildung in den Eingeweiden.

Helenenkraut

Schlaganfall
Man entfernt zuerst sorgfältig das Pulver aus den getrockneten Blüten. Die Köpfchen werden nun in einem Mörser zu Pulver zerstoßen. Mit Honig formt man Pillen von der Größe einer Erbse. Vor dem Zubettgehen nehme man zuerst sechs, dann sieben und am dritten Tag zehn Pillen.
Man wird danach wieder vollkommen hergestellt sein.

Die Gattung Inula umfaßt etwa 100 Grasarten aus Europa, Afrika und Asien. Die Pflanze ist ein- oder mehrjährig, glatt oder behaart, mit Blättern in den verschiedensten Formen und Blüten in allen möglichen Variationen.

Beim Helenenkraut, so wie es auf der Tafel des Kaiserlichen Ben Cao dargestellt ist, können wir Blüten erkennen, die wie kleine Sonnenblumen aussehen. Sie duften überaus stark und haben längliche Blätter. Manche Botaniker sehen den Ursprung dieser Pflanze in Zentralasien.

Li Shizhen, Fachmann auf diesem Gebiet, behauptet, die Pflanze sei während der Liang-Dynastie (502–557) nach China gekommen. Nach Kou Zongshi, Verfasser des »Ben cao yan yi« (Allgemeine Heilmittelkunde), »wachsen die Blätter und Blüten in sehr üppiger Weise. Die rundlichen Blüten haben die Neigung, ihre Köpfchen herunterhängen zu lassen. Deshalb heißt die Pflanze auch ›Xuan fu hua‹ (Blume, die sich überschlägt). Sie ist auch als ›Jin ju‹ (Goldene Chrysantheme) bekannt, da sie sehr an die Form der wilden Chrysantheme erinnert und gelbe Blüten hat. Der Name ›Jin qian hua‹ (Gold-Gelb-Blume) wurde ihr gegeben, weil sie so groß wie eine Kupfermünze ist, aber von goldgelber Farbe.« Der große Li Shizhen fühlt sich zu der etwas verdrießlichen Bemerkung veranlaßt, alle diese Namen hätten nur mit der äußeren Erscheinung, nichts jedoch mit dem wahren Wesen der Pflanze zu tun. Lei Gong (um 500) meint, »nach der Ernte muß man den Stiel, den harten Teil des Blütenkelchs und die Stempel entfernen und nur das Köpfchen bewahren. Diese Köpfchen werden zwischen der sechsten und siebten Periode des zehnten Himmlischen Zweiges gedämpft. (›Si‹, die sechste Periode, dauert von 9–11 Uhr, die siebte, ›Wu‹, von 11–13 Uhr). Danach lasse man sie an der Luft trocknen, bevor man sie als Heilmittel verwendet.«

Zhen Qan (540–643 n. Chr.), der Verfasser des »Yao xing lun« (Abhandlung über die Natur der Heilmittel), glaubt, daß »diese Blüten den Appetit anregen und die Verdauung erleichtern«. Nach den Meistern »Ri Hua« schärfen die Blüten des Helenenkrauts die Sehkraft, beheben Schwindelgefühle und stabilisieren den Blutkreislauf.

In der modernen Heilmittelkunde dient die Inula japonica dazu, Erkältungen, Kopfweh und chronische Bronchitis zu bekämpfen, während die Inula britannica bei Husten, Schluckauf, Übelkeit und Erbrechen hilfreich eingesetzt wird, allerdings mit einer Einschränkung: Die Pflanze muß in einem Stoffsäckchen gekocht werden, damit keine störenden Fasern im Aufguß bleiben.

GRANATAPFEL

Punica granatum

Der kaiserliche General Zhang Qian war ein verdienstvoller Mann. Ihm hat China die ersten Verbindungen zu mittel- und westasiatischen Ländern zu verdanken, und er war es auch, der in China die Seide, die Weinrebe, den Wollteppich, die glasierten Ziegel und den Granatapfel einführte. Doch alles glückte ihm nicht. Er sollte das Reich von der Bedrohung durch die Xiong Nu befreien, die von den Chinesen für die Vorfahren der berüchtigten Hunnen gehalten werden. Seine beiden Versuche, diesen Auftrag auszuführen, scheiterten. Beim ersten Versuch geriet er in Gefangenschaft, die er nach zehn Jahren durch eine abenteuerliche Flucht beendete. Der zweite Fehlschlag war seine erfolglose Reise ins Tal des Ili-Flusses, im Gebiet der Wusum.

Von dieser zweiten Mission brachte der kluge und gebildete General eine Reihe von seltsamen Früchten mit in die Heimat zurück, darunter auch einige Exemplare des Granatapfelbaums. Das war im Jahre 126 v. Chr. Die Früchte nannten die Chinesen »An Shi Liu«, weil der General sie in An Shi Guo – das ist der alte chinesische Name für das heutige Kabul, die Hauptstadt Afghanistans – gefunden hatte.

安石榴

果之木

安石榴 無毒

植生

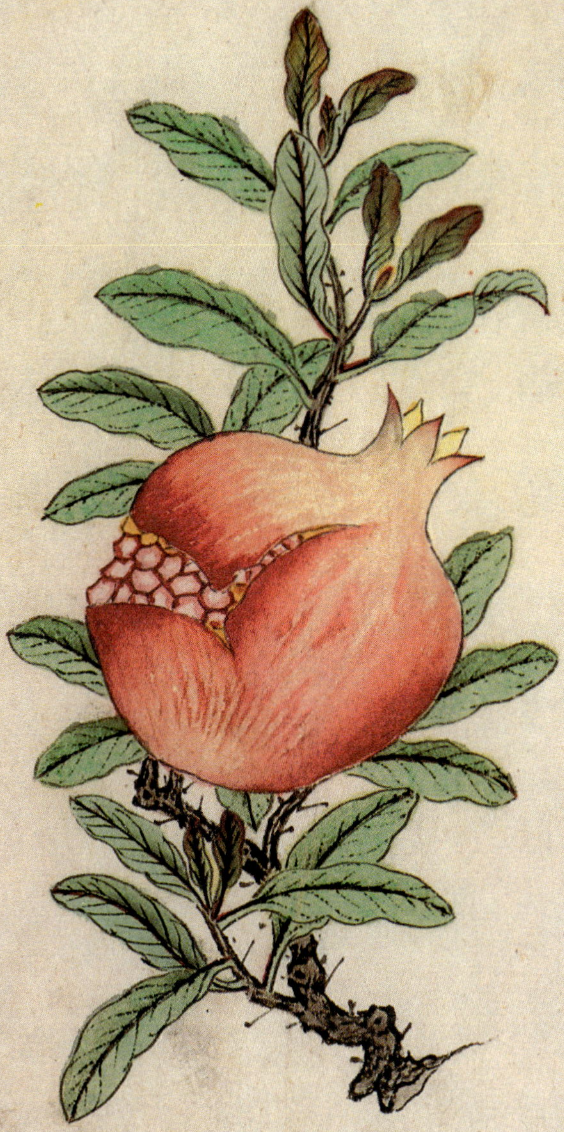

安石榴主咽燥渴○酸實殼療下痢止漏精○東行根療蚘蟲寸白名醫所錄

安石榴

Granatapfelbaum
(An shi liu)

果之木

Frucht des Baumes
(Guo zhi mu)

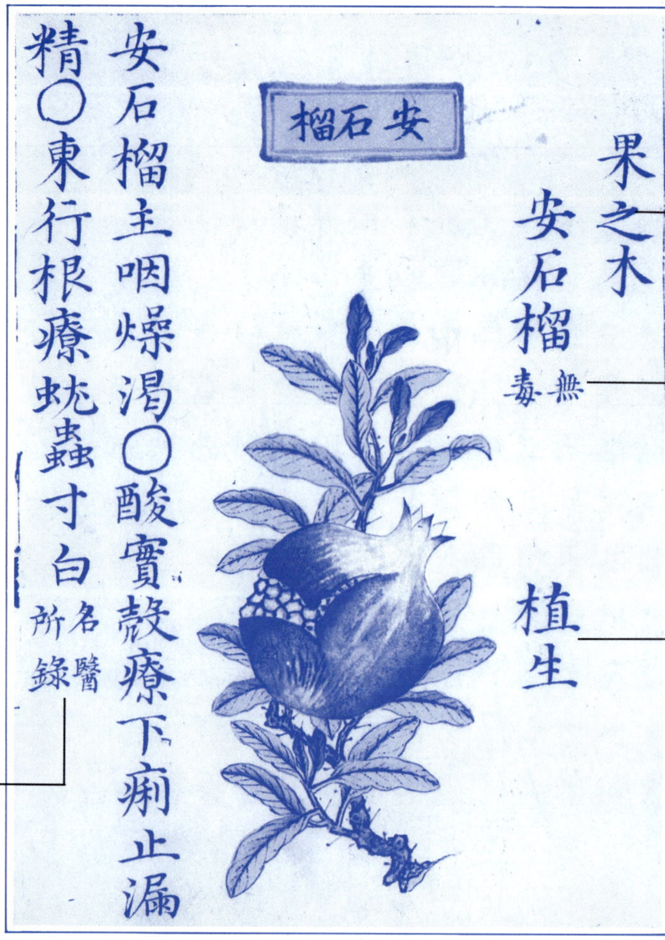

無毒

Nicht giftig (Wu du)

植生

Kann angebaut werden
(Zhi sheng)

Aus den »Privaten Aufzeichnungen berühmter Ärzte«. Jedesmal, wenn der Schreiber das eben erwähnte klassische Werk, auf chinesisch »Ming yi bie lu« zitiert, setzt er das Zeichen »suo« anstelle von »bie«.

名醫所錄

Der Granatapfel hilft bei trockenem Mund und löscht den Durst. Die grüne, harte und rauhe Schale heilt Durchfall und Ruhr und stillt Blutungen. Die nach Osten gewachsene Wurzel hilft gegen den Spulwurm, einen weißen, 10 Zentimeter langen (einen Gong cun) Wurm.

Darmstörungen
Man nehme einen Granatapfel von der bitteren Art (rubrum) und lege ihn eine Nacht in warme Asche. Dann koche man ihn in Wasser, filtere die Flüssigkeit und trinke sie.

Blutiger Durchfall
Ein an dieser Krankheit leidender Patient wird gelb im Gesicht. Man zerstoße die gekochte Schale eines Granatapfels zu Pulver und gebe 20 Gramm eines trockenen Auberginenstengels dazu. Das Ganze läßt man in etwa drei Tassen Wasser kochen, bis es auf ein Drittel eingekocht ist. Gegenwärtig wird das Mittel in China in folgender Dosierung angewendet: 4 bis 10 Gramm Pulver der Granatapfelschale und 3 bis 6 Gramm eines trockenen Auberginenstengels.

Gegen Spul- und Bandwürmer
Man sammle eine Handvoll Wurzeln vom Granatapfelbaum, wasche sie gut und koche sie in 3 »gong sheng« (Liter) Wasser so lange, bis die Hälfte des Wassers verkocht ist. Das Getränk wird lauwarm vor dem fünften »gong«, also vor 23 Uhr getrunken. Für eine längere Kur kann man die Schale eines Granatapfels in Wasser kochen und mit dem Sud einen »zhou«, eine dickflüssige Reisbreisuppe zubereiten.

Dieser Strauch oder kleine Baum gehört zu der Familie der Punicaceae und stammt wahrscheinlich aus Persien. In China tauchte er während der Regierungszeit des Kaisers Wu Di auf (138–87 v. Chr.), der das goldene Zeitalter der Westlichen Han-Dynastie einleitete (206 v. Chr. – 24. n. Chr.).
Der Granatapfel war übrigens schon Plinius dem Älteren bekannt (23–79 n. Chr.). Er glaubte allerdings, die Frucht stamme aus der Gegend von Karthago, und nannte sie deshalb Malum punicum, ein Irrtum, der sich bis heute in der botanischen Bezeichnung Punica granatum erhalten hat.
Der Baum hat eine eigenartige Frucht: eine große Beere mit hartledriger Schale voller kantiger, rubinroter Samenkörner, deren geleeähnliche Außenschicht säuerlich schmeckt.
Es gibt zwei Arten davon: rubens und albescens. Die rote Art schmeckt herb und sauer und wird für medizinische Zwecke verwendet. Die weiße wird so genannt wegen ihrer weißen Blütenkrone und der sehr hellen Samen, die bei den Chinesen »Quarzkörner« heißen. Der weiße Granatapfel schmeckt süß und wird als Obst genossen. Die besten Früchte kommen aus Shandong, Hebei und Henan.
Sowohl der Baum als auch die Früchte erscheinen oft in den bildenden Künsten, in der Literatur und Mythologie. Die Vielzahl der Samenkörner symbolisiert die Fruchtbarkeit und den Überfluß. Die Widerstandsfähigkeit der Pflanze gegen ungünstige Witterungsverhältnisse verspricht das Gedeihen und den Fortbestand der Sippe. Die Farbe ihrer Blüten weist auf Zartheit und Schamhaftigkeit.
Und da der offene Granatapfel einem Mund gleicht, der drohend die Zähne fletscht, ist er auch ein Zeichen für entschlossenes Standhalten.
Die »Illustrierte medizinische Enzyklopädie« (Ben cao tu jiang ben jing) aus dem 11. Jahrhundert bemerkt noch, daß man zur Schale der Frucht noch die nach Osten gewachsenen Wurzeln hinzufügen soll. Man erhält dann ein Mittel, welches die Würmer abtötet, dem Bart und Schnurrbart wieder Farbe gibt sowie Entzündungen des Mundes und der Zähne lindert.
Blüten und Blätter heilen Entzündungen und Blutungen in Mund und Nase. Sie werden getrocknet, zu feinstem Pulver zerrieben und durch die Nase eingeatmet. Dies bewirkt mit Sicherheit eine Besserung.
Andere pharmazeutische Hinweise finden wir im »Yao xing lun« (Über die Natur der Heilmittel) von Zhen Guan, aus dem 6. und 7. Jahrhundert. Der Saft, den man aus der herben Fruchtschale gewinnt, hilft bei Lendenschmerzen und Rheuma an den Beinen sowie allen Krankheiten, die das Gehen erschweren, den Rücken krümmen und stechende Schmerzen verursachen. Das gleiche Mittel wirkt auch bei Bauchweh und Durchfall. Der Saft des Granatapfels hemmt den Tränenfluß. Ein Stück Wurzel, von dem man die Rinde abgeschabt hat, verstärkt die Wirkung von Haarfärbemitteln.

ALOE

Aloe arborescens

Der klinische Fall muß gut dokumentiert sein, wenn so viele Autoren und Quellen davon berichten. Li Shizhen (1518–1593) hatte mit Sicherheit keine Gelegenheit, das Kaiserliche Ben Cao (1505) zu lesen, da er selbst nicht im Palast und das Buch nur dem Kaiser vorbehalten war. Er erzählt eine Geschichte, die er im »Illustrierten Ben Cao« (Tu jing ben cao) von 1602 gefunden haben will. Der Inhalt stammt aus dem Buch des Gelehrten Liu Yuxi (772–842) aus der Tang-Dynastie.

»Ein noch junger Mann litt an einer Hautkrankheit. Eigentlich handelte es sich nur um eine kleine Schwellung am Nacken, genau dort, wo der Haaransatz beginnt. Doch dann breitete es sich zum linken Ohr aus und wurde zum akuten Fall eines Ekzems. Obwohl der Mann alle möglichen Heilmittel versuchte, wurde das Übel nur schlimmer. Er befand sich zufällig in der Gegend von Chu Zhou (heute Hebei) und hatte das Glück, einen Arzneimittelverkäufer zu treffen, der ihm ein Rezept verriet: 1 Liang Aloeharz und ½ Liang gebrannter Lackritz werden zusammen zu Pulver zermahlen. Dann sollte er zuerst den vom Übel befallenen Körperteil mit klarem Wasser waschen und mit einem Tuch abtrocknen. Danach das Pulver auf die Stelle streuen. Kaum hatte der junge Mann dies getan, fand er sich auf wunderbare Weise geheilt.«

木之木

盧會 無毒

植生

廣州盧會

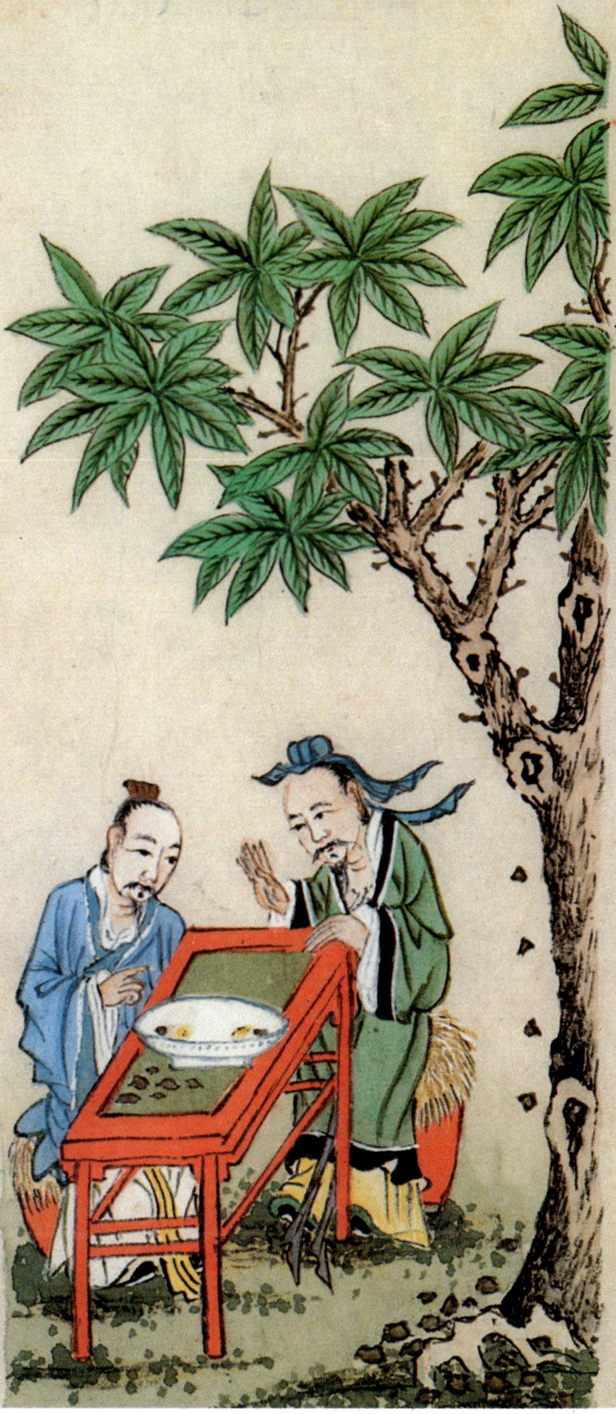

盧會主熱風煩悶胸膈間熱氣明目鎮心
小兒癲癇驚風療五疳殺三蟲及痔病瘡

廬州蘆會

Aloe aus Guangzhou
(Guangzhou lu hui)

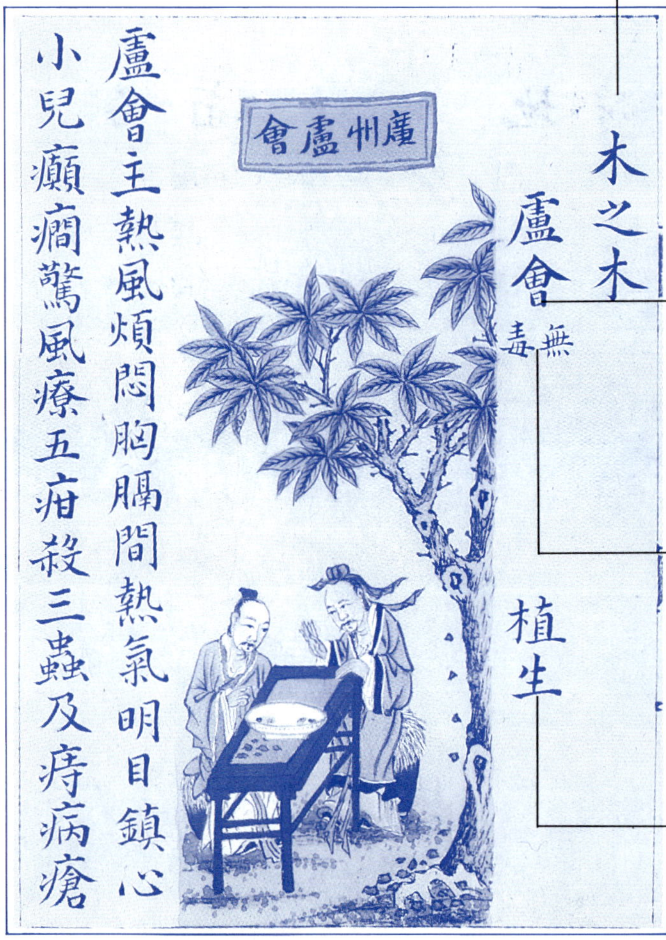

木之木

Holz des Baumes
(Mu zhi mu)

蘆會

Aloe (Lu hui)

無毒

Nicht giftig
(Wu du)

植生

Zum Anbau geeignet
(Zhi sheng)

Die Aloe hilft gegen nervöse Überreizung, gegen
die schädlichen Folgen der »Wärme« in Brust und Zwerchfell,
schärft die Sehkraft, heilt die kindliche Epilepsie,
die durch einen Schrecken verursacht wurde.
Entfernt die drei Parasiten in den Eingeweiden (Spulwürmer,
Bandwürmer, Fadenwürmer). Heilt Hämorrhoiden,
Hautkrankheiten und Fisteln.
(Aus den »Privaten Aufzeichnungen berühmter Ärzte«)

Karies
Man nehme von dem getrockneten Aloeharz 4 Fan. Zerstoße es zu Pulver und putze sich damit, zusammen mit etwas Salz, die Zähne. Anschließend trage man Aloepulver auf, um die »Würmer, die die Zähne fressen« zu vernichten (die Karies).

Empfehlung
Es ist besser, zu Hause nicht zu versuchen, Aloe aus Gartenpflanzen zu erhalten. Einige sind nämlich äußerst giftig.

Die Aloe (Aloe vera) aus der Unterfamilie der Asphodeloideae gehört zu den Liliaceae mit ihren 250 Gattungen und über 4000 Arten. Trotz dieser Vielfalt gibt es einige typische Merkmale wie zum Beispiel die Form und Struktur der Blätter: fleischig, groß, spitz und mit Dornen versehen. Vielleicht ist der Name arabischen Ursprungs, doch das Wort »Aloe« gibt es im Griechischen wie im Lateinischen, immer mit der gleichen Bedeutung: bitter. Die Griechen schufen dann die Bezeichnung »Aloedarion« für ein Abführmittel, das aus dieser Pflanze gewonnen wird.
Aloe nennt man außerdem noch ein Arzneimittel, welches man durch Kondensation und Verdunstung aus dem Saft der Blätter mancher Arten erhält. Diese Flüssigkeit ist äußerst bitter und sieht von der Farbe und Konsistenz her aus wie Honig. Wenn man sie kocht, wird sie sehr dunkel. In kleinen Mengen wird sie bei der Herstellung von Magenbitter verwendet. Früher hat man sie kleinen Kindern auf die Finger geschmiert, um ihnen das Daumenlutschen abzugewöhnen.
Im Volksmund nennt man den Baum auch »Riesengallapfel«. So steht es im »Ben cao shi yi« von Cheng Cangqi (8. Jahrhundert), der hinzufügt: »Der Name kommt daher, weil der Geschmack so bitter wie Galle ist.«
Nach dem »Illustrierten Ben Cao« wächst der Aloebaum an »offenen, unbebauten Stellen, auf Hügeln und in den Bergen. Das Heilmittel gewinnt man aus den Harztropfen.«
Das »Da Ming yi tong zi« (Annalen der Ming-Dynastie) empfiehlt: »Man muß auf der Hut sein, denn dieses Heilmittel wird oft gefälscht. Will man das falsche vom echten unterscheiden, braucht man ein Porzellanschälchen mit warmem Wasser (siehe Farbtafel). Dann nehme man zwei Stückchen Aloeharz von der Größe eines Sojasamens und lege sie in das Wasser, an den Rand des Schälchens. Jedes Stück Harz wird einen gelben Streifen ausstrahlen, der sich mit dem anderen vereinigt. Dies bedeutet, daß das Produkt echt ist.« Gemäß der Kaiserlichen Apotheke ist die Aloe »in Persien beheimatet und wird vor allem in Guangzhou angepflanzt. Das beste Harz ähnelt einem leuchtenden Kristall, sieht aus wie dunkler Zucker, nur fester und härter. Man muß es in einem Porzellanbehälter aufbewahren.«
In der heutigen Arzneimittelherstellung verwendet man die aus den Blättern der Aloe vera chinensis oder Aloe von Barbados gewonnene Flüssigkeit. Man setzt sie ein bei Kopfweh, Schwindelgefühlen, Verstopfung, kindlichen Krämpfen, Unterernährung und Keuchhusten. Gegenindikation besteht bei Schwangerschaft und geschwächten Eingeweiden.

LILIE

Lilium

»Die hundert Kanäle haben ihren Ursprung in einer Wurzel. Jede von ihnen kann das ›Krankheitszeichen der Lilienzwiebel‹ verursachen. Die Symptome und Erscheinungsformen dieser Krankheit sind folgende: Der Patient verspürt das Bedürfnis zu essen, kann aber nichts zu sich nehmen. Er weigert sich zu sprechen. Er würde sich gern im Bett ausruhen, ist aber so unruhig, daß er nicht liegen bleiben kann. Er möchte spazierengehen, ist aber plötzlich sehr müde. In einem Augenblick nimmt er genüßlich ein paar Leckerbissen zu sich, im nächsten ist ihm der Geruch von Speisen unerträglich. Er verspürt Hitze und Kälte, ohne aber Schüttelfrost oder Fieber zu haben. Er hat einen bitteren Geschmack im Mund und Blutspuren im Urin. Kein Medikament scheint diese Krankheit heilen zu können. Wenn der Kranke ein Heilmittel zu sich nimmt, kann es Brechreiz oder Durchfall auslösen. Der Puls ist erhöht. Der Patient leidet wirklich unter dieser Krankheit, obwohl er äußerlich ganz normal aussieht.

Wenn er während der Behandlung an Kopfschmerzen leidet, kann er in 60 Tagen geheilt werden. Treten keine Kopfschmerzen, aber Schüttelfrost auf, dauert die Heilung etwa 40 Tage. Ist das Urinlassen angenehm, selbst bei leichtem Schwindel, dann müßte der Patient in 20 Tagen gesund sein.«

Aus der »Synopse der Rezepte aus der goldenen Kammer« von Zhang Zhongjing (150–219), während der Östlichen Han-Dynastie (25–220).

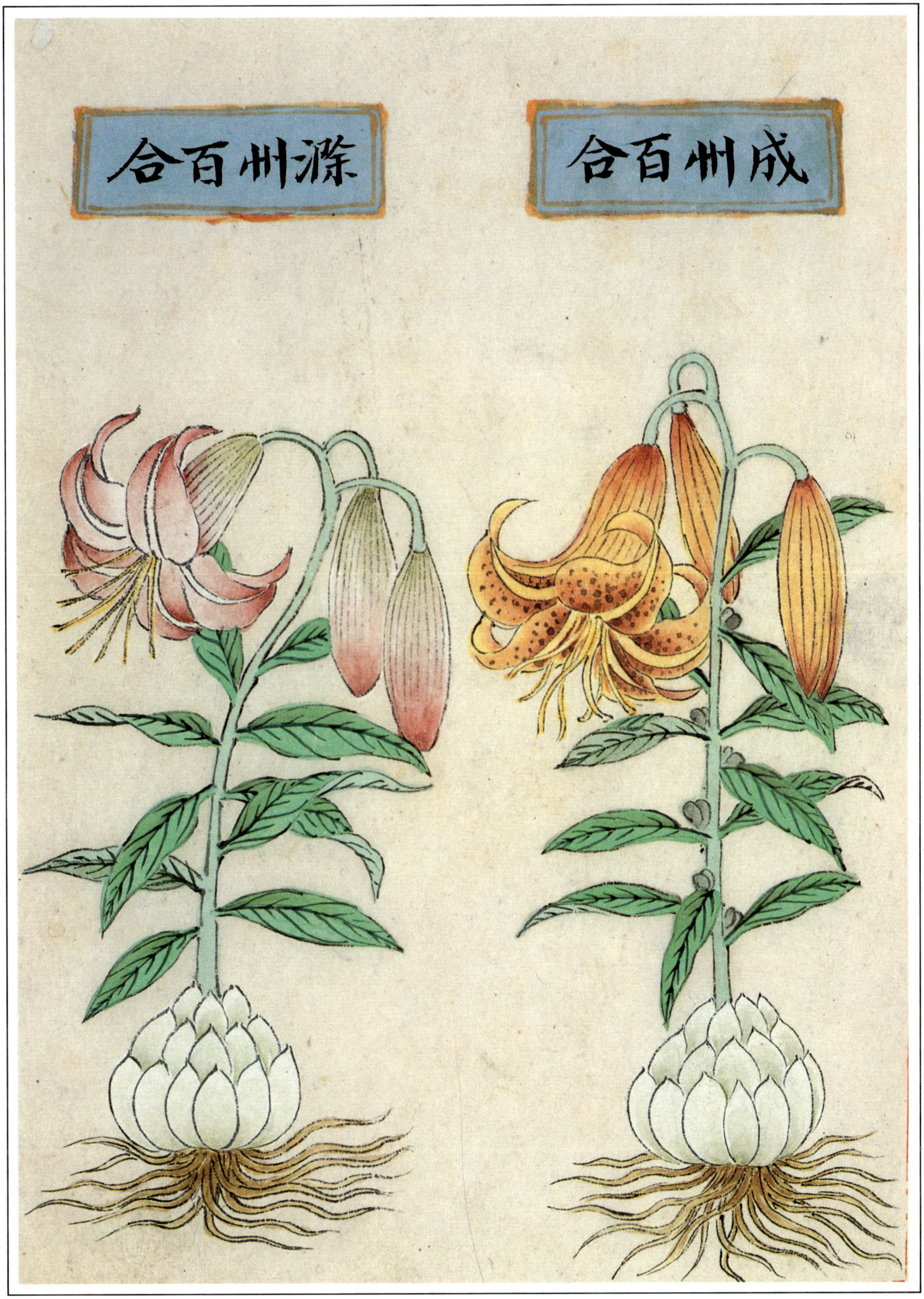
滁州百合
成州百合

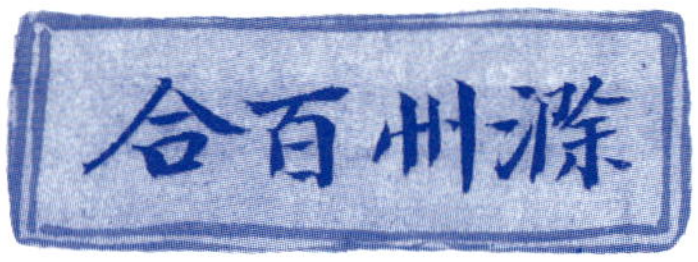

Zwiebel der Lilie aus Xu Zhou
(Bai he Xu Zhou)

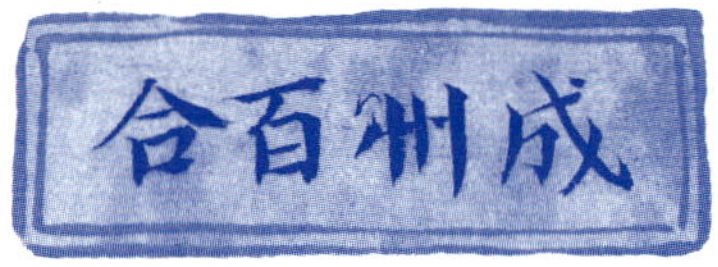

Zwiebel der Lilie aus Cheng Zhou
(Bai he Cheng Zhou)

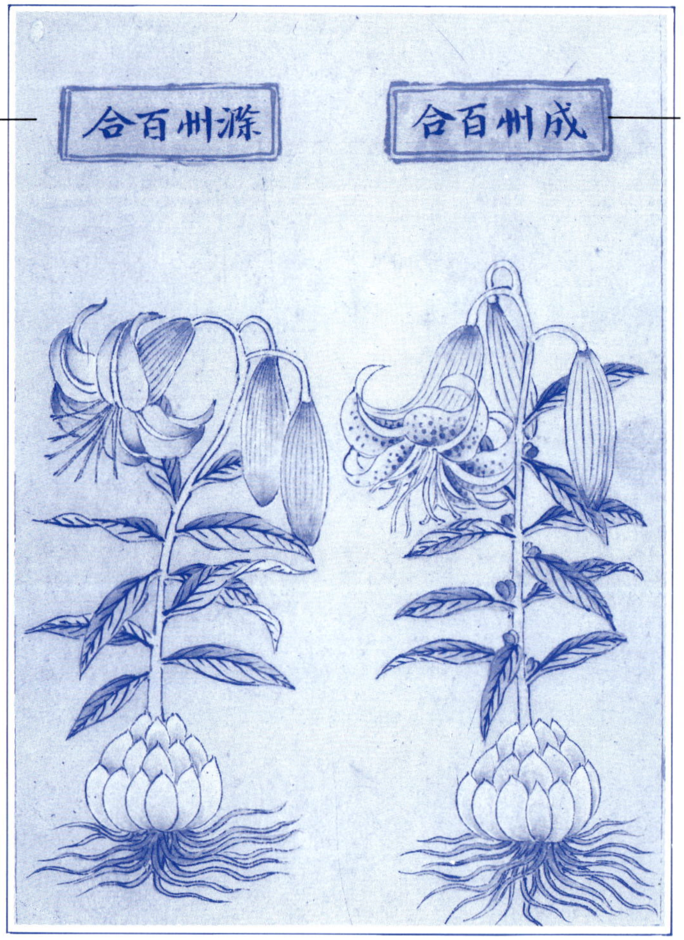

無毒

草之草

Lilie

Vor mehr als 1700 Jahren hat Zhang Zhongjing diese bemerkenswerte Krankheitsbeschreibung geliefert. Die von ihm diagnostizierte psychische Depression erhielt ihren Namen nicht von der Ursache, dem Verlauf oder dem befallenen Körperteil, sondern von der Pflanze, die sie heilen soll. Es handelt sich um die Lilie der Gattung Lilium aus der Familie der Liliaceae. Die Gattung umfaßt etwa einhundert Arten, von denen die Hälfte aus Asien stammt. Das Kaiserliche Ben Cao verzeichnet einige davon. Auf der farbigen Bildtafel kann man die Lilium brownii erkennen, die aus China kommt, etwa 1 Meter groß wird und duftende beige-weiße Blüten trägt; sowie die Lilium tigrium, die im Fernen Osten beheimatet ist und auch etwa 1 Meter groß wird. Sie zeichnet sich durch sehr viele Brutzwiebeln an den Blattachseln aus, hat orange-rote Blüten mit gebogenen Blättern. Die Blüten sind violett oder schwärzlich gepunktet.

Tao Hongjing (452–536), Verfasser der »Privaten Aufzeichnungen berühmter Ärzte«, schreibt: »Im Knollen verbirgt sich die Zwiebel. Sie kann einige 10 Qian schwer werden und wächst nur in Gruppen. Man dämpft sie, um sie zu essen. Eine alte Geschichte erzählt, daß es sich ursprünglich um eine Kugel aus aufgewickelten Regenwürmern gehandelt hat, die danach zu Gemüse und also eßbar wurden.«

Auch im »Illustrierten Ben Cao« aus dem Jahre 1062 steht dieses Märchen, das aber von Su Song widerlegt wurde. In der Arzneimittelkunde werden Blüten, Zwiebeln und Samen benutzt. Die trockene Zwiebel lindert die Reizung der Lungen, den Husten, löst Angstzustände und fördert die Verdauung.

Ein Aufguß von Brutzwiebeln der Lilie wirkt als Tonikum für die Lunge. In der chinesischen Küche verwendet man auch die getrockneten Blütenblätter, die allgemein »Lilienblüten« genannt werden, obwohl sie in Wirklichkeit von einer anderen Blume aus der Familie der Liliaceae stammen, nämlich der Hemerocallis. Ihre Blütenblätter werden zum Abschmecken von Suppen oder zusammen mit Hühner- und Schweinefleisch benützt.

Die gebundenen Füße der Chinesinnen wurden »Lotusblüten« oder auch »goldene Lilien« genannt, wie zum Beispiel im Roman »Jing Ping Mei« (Djin Ping Meh, King Ping Meh) aus dem 16. oder 17. Jahrhundert, wahrscheinlich von Wang Shizhen verfaßt.

Dort lesen wir:

»Bei seinem Blick hinab
Entdeckt das Auge
Zwei flinke Füßchen,
Goldene Lilien.
Glücklich der Staub,
Den sie berühren,
In weiße Seide gekleidet,
Kunstvoll bestickt,
Duftigen Wölkchen gleich.«

Depression

Frische Lilienzwiebeln: 7 Stück
Wurzeln der Anemarrhena asphodeloides: 3 Liang

Die Lilienzwiebeln werden gewaschen und über Nacht eingeweicht. Wenn auf dem Wasser flaumiger Schaum erscheint, nimmt man die Zwiebeln heraus und gibt sie in einen Topf mit 2 Sheng Wasser. Das Ganze wird gekocht, bis nur noch die Hälfte der Flüssigkeit übrig ist, dann gefiltert. Die Wurzel wird getrennt in 2 Sheng Quellwasser bis auf die Hälfte eingekocht. Nach dem Filtern mischt man die beiden Aufgüsse zusammen und kocht sie auf 1 Sheng ein. Man trinke das Mittel warm auf zweimal. Die Depression verschwindet.

Sprichwörter

»Blumen beim Reiten aus dem Sattel betrachten.«
Eile und Oberflächlichkeit gestatten kein gerechtes Urteil.

»Blumen im Spiegel, der Mond im Bach«.
Illusionen. Nicht faßbare oder unerreichbare Dinge.

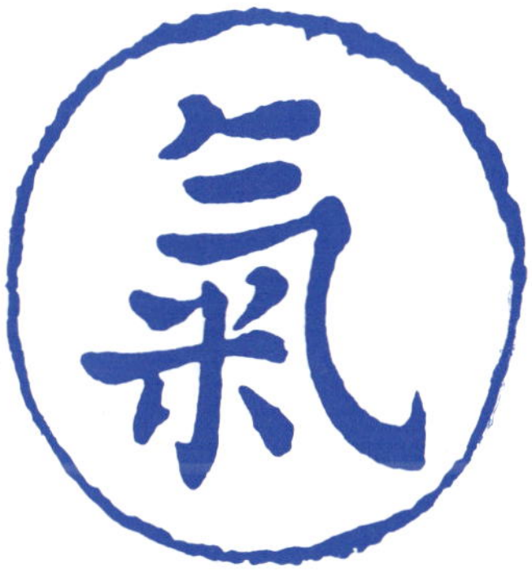

BEIFUSS

Artemisia vulgaris

Ein altes chinesisches Sprichwort sagt: »Willst du dich gesund erhalten, dann achte darauf, daß sich die drei Punkte ›san li‹ nicht vernarben.« Dieses Rätsels Lösung findet sich in einem Text von Sun Simiao (581–682), einem berühmten Pharmakologen der Tang-Dynastie. Der Autor der »Qian jin yao fang« (Verschreibungen, die mehr als tausend Goldstücke wert sind) berichtet uns, daß die kaiserlichen Beamten auf ihren Reisen nach Wu oder Shu am Körper stets zwei oder drei noch nicht vernarbte Spuren von Moxa-Anwendungen trugen. Sie glaubten sich dadurch geschützt vor Malaria (nu), Epidemien (wen), der Pest (zhang) und vor Geschwüren (li). Die Punkte »san li« waren die besten Stellen für derartige »Impfungen«, bei denen ein Kegel aus trockenen, zu feinstem Pulver zerriebenen Beifußblättern auf die Haut gesetzt wird. Der Beifuß umfaßt etwa 200 Arten, von denen einige in die Geschichte eingegangen sind: der Estragon (Artemisia dracuneulus), den man so oft für Gerichte der französischen Küche benötigt; der Wermut (Artemisia absinthium), als Heilmittel seit Jahrtausenden verwendet. 1798 begann man, Schnaps daraus zu bereiten, und pries ihn als Aphrodisiakum an. Vielen Künstlern und Schriftstellern des 19. Jahrhunderts diente er dazu, sich in künstliche Erregung zu versetzen.

草之草

艾蒳香 無毒

叢生

艾蒳香

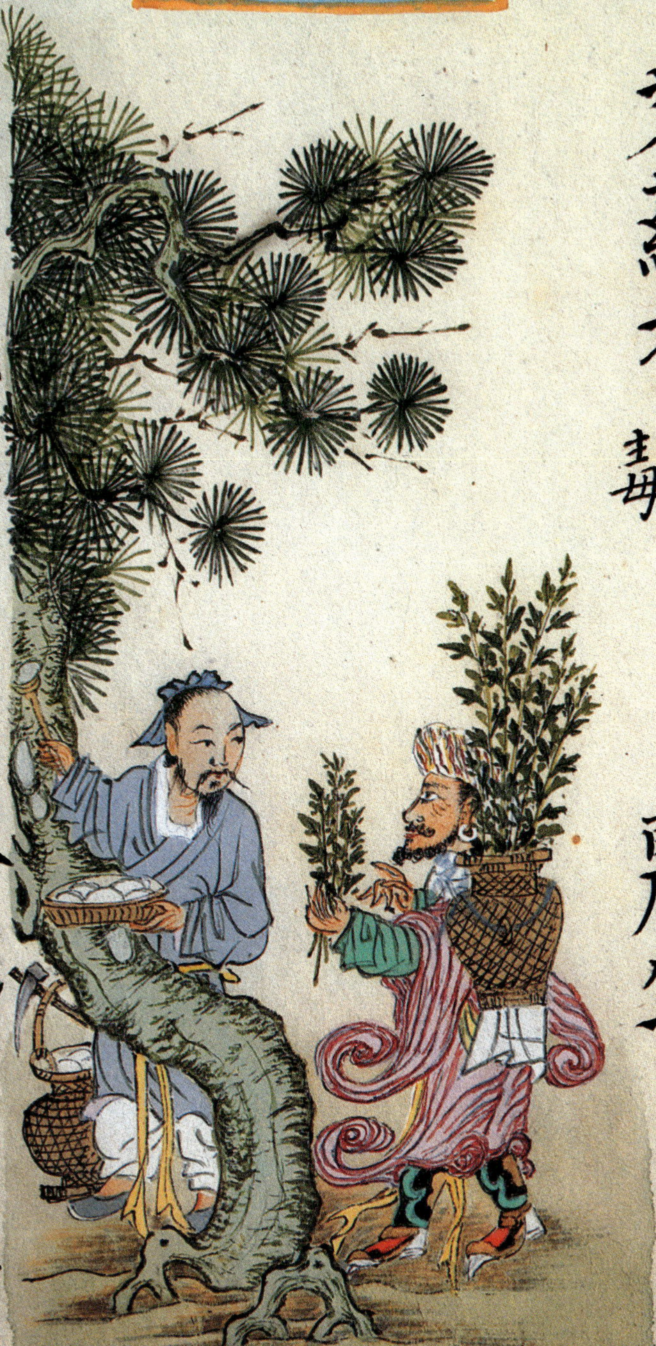

艾蒳香去惡氣殺蟲主腹冷泄痢 名醫所錄

地 廣誌云出西國及剽國似細艾又有松樹皮綠衣亦名艾蒳可以和合諸

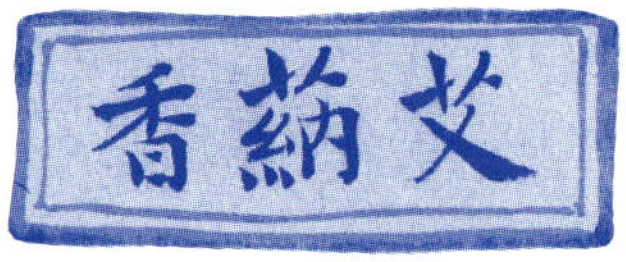

Beifuß (Ai na xiang)

草之草

Blätter (Gras des Grases) (Cao zhi cao)

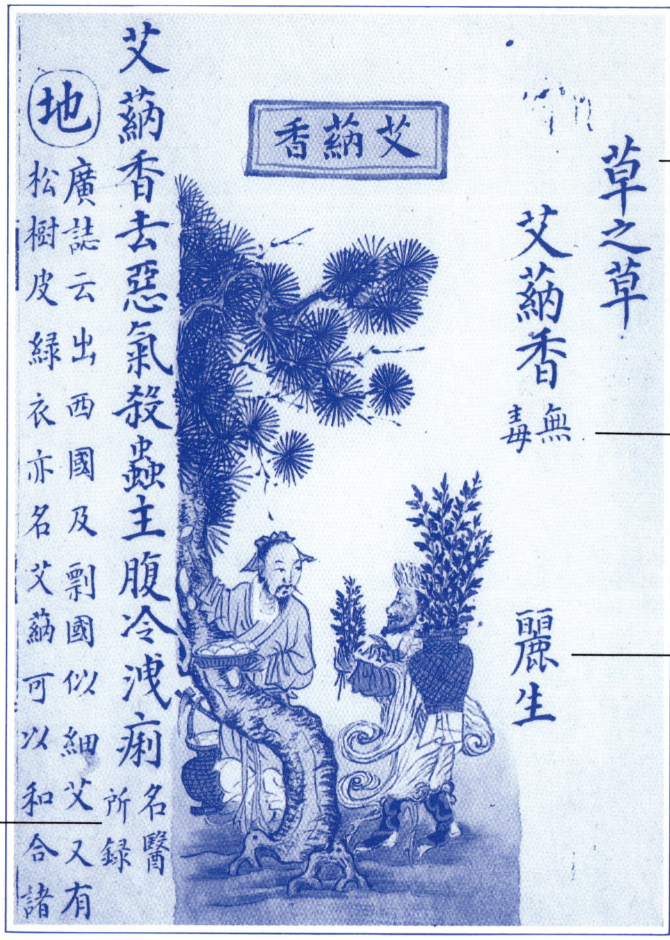

無毒

Nicht giftig (Wu du)

麗生

Wächst wild (Li sheng)

名醫所録

Aus den »Privaten Aufzeichnungen berühmter Ärzte«

Balsam aus dem würzigen Beifuß hält schädliche Einflüsse fern, beseitigt Würmer und heilt den Durchfall, der von plötzlicher Kälte am Bauch verursacht wurde. In den »Guang-Annalen« heißt es, er stamme aus dem Westen und aus dem Lande Piao und gleiche dem kleinblättrigen Beifuß.

Hier sehen wir auch noch ein grünes Moos, das auf Kiefernrinde wächst und ebenfalls Beifuß genannt wird. Blätter und Moos können mit verschiedenen Gewürzen gemischt werden. Beim Verbrennen entsteht ein weiß-bläulicher Rauch.

KÄLTE UND FEUCHTIGKEIT

Die auf eine Scheibe frischen Ingwers gelegte Moxa hilft gegen Erbrechen, Durchfall und alle Krankheiten, deren Ursache Kälte oder Feuchtigkeit sind.

GEBURTSWEHEN

Ein Beifußkegel auf einer Knoblauchscheibe lindert die Erkrankungen der Atemwege, vor allem auch Lungentuberkulose. Diese Therapie wird auch Patienten mit hohem Fieber empfohlen. Außerdem wirkt sie vorzüglich bei Geburtswehen und manchen Augenkrankheiten.

KOMA

Liegt ein Kranker im Koma, soll man ihm den Bauchnabel mit feinem Küchensalz füllen. Darüber legt man eine frische Ingwerscheibe und darauf einen Beifußkegel, der angezündet wird. Der durch die Wärme ausgelöste Reiz bringt den Patienten wieder zu sich.

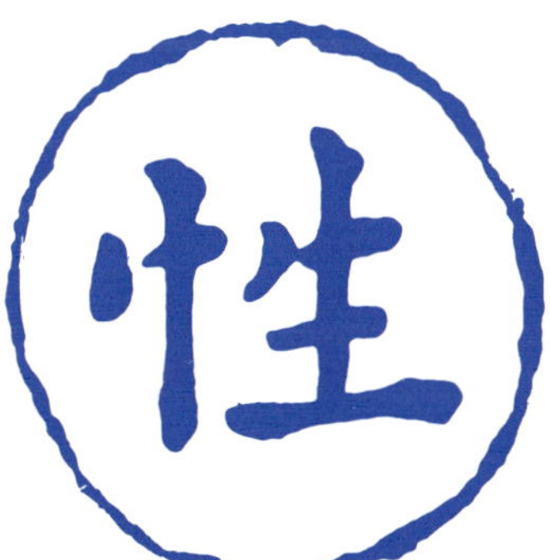

Der Beifuß (Artemisia vulgaris) gehört seit mehr als zweitausend Jahren zur chinesischen Arzneimittelkunde. Diese grasartige Pflanze, bei uns auch als Amarelle oder Heckenbeifuß bekannt, verdankt ihren Namen der griechischen Göttin Artemis (lateinisch: Diana), Symbol für Jugend, Natur und Freiheit.

Auf der nördlichen Halbkugel wächst der Beifuß wild. Er hat flaumig behaarte Blätter und ganz winzige, röhrenförmige Blüten, die in Körbchen sitzen.

Der Beifuß, den die Chinesen auch »Medizinkraut« nennen, ist der Hauptbestandteil für die Moxibustion, eine Heilmethode, die der Akupunktur ähnelt und oft bei dieser als begleitende Maßnahme durchgeführt wird. Der Name stammt von Moxa, einer volkstümlichen Umformung des japanischen Wortes »mokusa« (Brennkraut). Dies gab Anlaß zu der Vermutung, daß die Moxibustion von Japan nach China gekommen sei, und zwar zur Zeit der Tang-Dynastie (619–906). Der Streit darüber wurde beendet, als man 1973 in Honan die Mawandui-Gräber entdeckte. Diese Gräber gehörten der Familie des Marquis Li Zang aus der Zeit der Östlichen Han (206 v. Chr. – 24 n. Chr.). In den Gräbern fand man auch verschiedene medizinische Bücher, darunter das »Zu bi shi yi mai jin jing« (Die elf Kanäle der Moxibustion an Armen und Beinen) und das »Yin Yang shi yi mai jin jing« (Die elf Kanäle der Moxibustion nach dem System Yin und Yang). Diese Texte beweisen, daß man die Moxibustion als Heilmethode schon gut acht Jahrhunderte vor der Tang-Dynastie kannte.

Die Moxibustion geht folgendermaßen vor sich: Kleine Kegel aus getrockneten, fein zerriebenen Beifußblättern werden auf die Haut gesetzt und unten angezündet. Beifußpulver brennt ohne Flamme. Um eine Narbenbildung zu verhindern, legt man zwischen Haut und Kegel eine hauchdünne Scheibe Knoblauch oder Ingwer oder etwas Reispapier. Auch bei der Akupunktur kann man Moxa verwenden. In diesem Falle nimmt man die Moxa in Form eines Stäbchens, das man neben der Einstichstelle der Akupunkturnadel auflegt. Jetzt wird der Reiz nicht mehr nur mechanisch durch die Nadel, sondern auch noch durch die Wärme erzeugt.

Die beste Moxa kommt aus Qizhou (Hubei). Sie wird im fünften Monat des Mondkalenders geerntet, dann getrocknet und zerrieben und zehn Jahre lang aufbewahrt. Qizhou ist der Geburtsort von Li Shizhen (1518–1593), Verfasser des berühmten »Ben cao gang mu«.

Bei Kindern, alten oder sehr geschwächten Patienten ziehen die chinesischen Ärzte die Moxibustion der Akupunktur vor. Sie ist nicht so traumatisch und anstrengend wie die Behandlung mit der Nadel. Außer als Aphrodisiakum wirkt der Beifuß auch in schweren Notfällen wie dem Koma.

Doch auch in vielen anderen Fällen ist der Beifuß von Nutzen. Seine Blätter wirken als Tonikum und regulieren die Menstruation. Die aus den Blättern gewonnene Asche hilft gegen Nasenbluten, die Samen bei blutigem Husten.

LITSCHI

Litchi chinensis (Nephelium litchi)

»Alle zehn Li ein Gasthaus eingehüllt in Staub,
Alle fünf Li ein Posten, der die Eilboten anspornt;
Wie Fliegen sterben die Menschen,
Ihre Leichen liegen am Straßenrand.
Und das alles nur, weil Litschi und Longan
Am Hofe abgeliefert werden sollen.
Die Wagen jagen durch die Hügel, durch die Meere pflügen die Schiffe.
Mit den neuen Früchten an frischen Zweigen,
Und die Blätter vom Tau noch benetzt.
Und all das nur, um von der Schönen ein Lächeln
Zu erhaschen, von der Schönen, die im Palast wohnt,
Und Blut und Leid ist der Preis,
Und für immer bleiben die Schäden . . .«

Diese Zeilen stammen aus dem Gedicht »Klagelied wegen der Litschi« von Su Shi (1037–1101), dem größten Dichter der Nördlichen Sung-Dynastie (960–1127). In diesem Gedicht klagt er die Auswüchse der Macht und die Grausamkeit des Herrschers an, der bereitwillig Menschenleben opfert, um die Launen seiner Lieblingskonkubine Yang Yuhuan, bekannter unter dem Namen Yang Guifei, zu befriedigen. Die Litschi, diese eigenartigen, köstlich aromatischen Früchte, werden seit der Han-Dynastie auch »kaiserliche Früchte« genannt und waren lange dem Volk bei strengster Strafe verboten. Li Linfu, der verschlagene und grausame Erste Minister des Tang-Kaisers Xuan Zong (712–756), bestimmte die Ernte als Steuerabgabe, die einige hundert Jahre lang vielen das Leben gekostet hat. So daß der Dichter seufzte: »Ich flehe den Himmel an, Mitleid mit unserem Volk zu haben und nicht noch mehr seltene Früchte wachsen zu lassen, die soviel Unheil bringen.«

荔枝子主止渴益人顏色名醫所錄

苗

圖經曰木高二三丈自徑尺至於合抱頗類桂木冬青之屬葉蓬蓬然四時榮茂不凋二三月開青白花狀若冠之蕤三四月結實如松花之初生者殼若羅文初青漸紅肉淡白如肪玉味甘而多汁五六月成熟其木

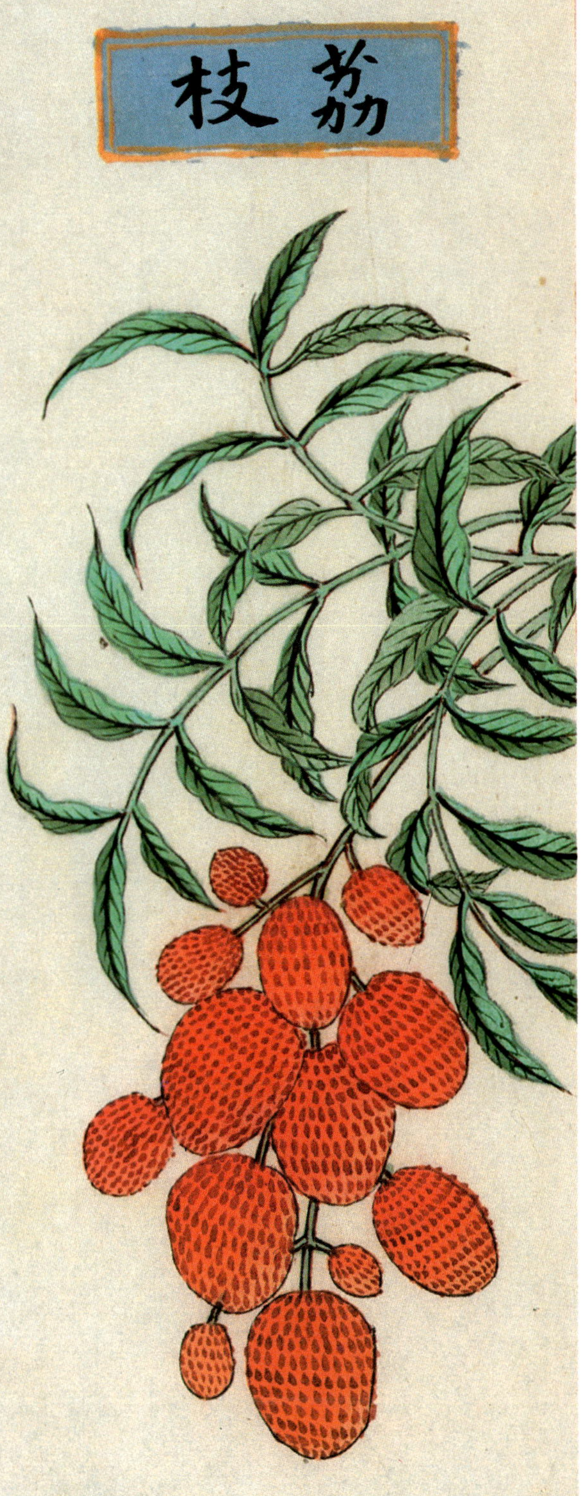

荔枝

Litschi (Li zhi)

苗

Keim oder aus dem Samen wachsende Pflanze (miao)

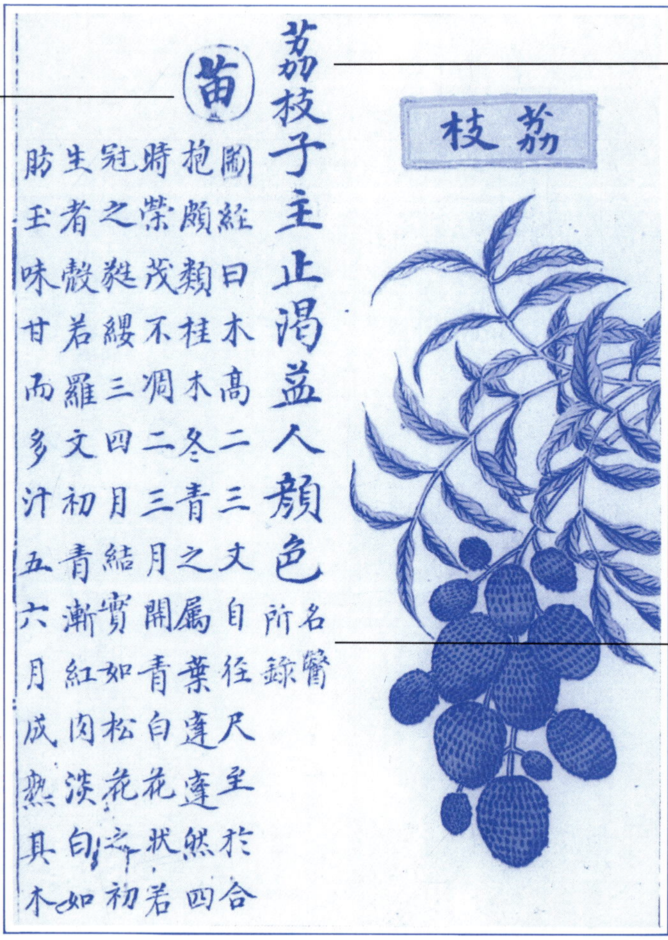
苗

荔枝子主止渴益人顏色

名醫所錄

圖經曰木高二三丈自徑尺至於合

抱頗類桂木冬青之屬葉蓬蓬然四

時榮茂不凋二三月開青白花狀若

冠之蕤緌三四月結實如松花之初

生者殼若羅文初青漸紅肉淡白如

肪玉味甘而多汁五六月成熟其木

荔枝子

Litschisamen löschen den Durst und lassen einen besser aussehen (Li zhi zi zhu zhe ke yi ren yan se).

名醫所錄

Aus den »Privaten Aufzeichnungen berühmter Ärzte«

Aus der »Illustrierten Materia Medica«: »Der Baum wird zwischen 2 und 3 Zhang hoch (1 Zhang = 3,5 Meter) mit einem zwischen 30 und 60 Zentimeter dicken Stamm (so dick, daß ein Mensch ihn gerade noch umfassen kann). Er ähnelt der Zimtkassie oder dem Lorbeerbaum und gehört zur Familie der Ilex sinensis (chinesische Stechpalme). Die Blätter sind samtig. Der Baum ist immergrün. Er blüht von Februar bis März und trägt weiße bis grünliche Blüten. Diese sind kammartig geformt und hängen in Trauben herab. Die Früchte beginnen von März bis April zu wachsen und sehen zunächst wie Kiefernzapfen aus. Die Schale besteht aus Knötchen, ist zuerst grün und wird dann langsam rot. Das Fruchtfleisch ist weißlich wie gefrorener Speck. Es schmeckt sehr süß, ist reich an Zucker und wird zwischen Mai und Juni reif. Ein großer Zweig kann bis zu hundert Früchten tragen.«

Litschi

Gegen Schluckauf

Man röste sieben Litschi ohne Wasser in einer Pfanne, bis die Schalen angekohlt sind. Das Fruchtfleisch ist jetzt gelb bis kastanienbraun. Das Ganze zerstößt man in einem Mörser zu Pulver, zu welchem man etwas kochendes Wasser gibt. Man trinke dies in einem Zug.

Nierenschmerzen

In einer Pfanne werden etwa zehn Litschisamen bei fortwährendem Umrühren geröstet, bis sie bersten. Jetzt werden sie zu feinem Pulver zerstoßen. Etwa 10 Gramm dieses Pulvers werden einem Gläschen chinesischen Schnapses beigemischt und sorgfältig verrührt. Man trinke dies bei jedem Anfall von Nierenschmerzen.

Die Litschi gehören zur Familie der Seifenbaumgewächse (Sapindaceae) und bestehen nur aus einer Art, nahe verwandt den Nephelium lappaceum (klettenartige Litschi), die man in Malaysia anpflanzt. Deshalb klassifizieren einige Botaniker die Litschi als Nephelium litchi. Der Baum stammt aus dem Süden Chinas.

Die beiden chinesischen Schriftzeichen werden heute »li zhi« ausgesprochen und bedeuten: »die Zweige des Baumes mit einem Schnitt trennen«, was eine genaue Beschreibung der Art und Weise ist, in der diese Früchte geerntet werden.

Der Baum kann bis zu 10 Meter hoch werden und trägt zur Blütezeit bis zu 30 Zentimeter lange Büschel. Die Blüten selbst sind unauffällig, aber wichtig für die folgende Fruchtbildung.

Die Zweige scheinen unter der Last der schweren und zahlreichen Früchte brechen zu wollen, doch sind sie sehr elastisch und widerstandsfähig. Die einzige Methode, die Früchte zu ernten, ohne dem Baum zu schaden, ist, den Zweig mit der Litschitraube mit einem Messer oder einem scharfen Beil abzuschneiden. So bleiben die Früchte auch länger frisch, und der Baum wird nicht beschädigt.

Das, was allgemein Frucht heißt, ist hier ein Samenmantel, das heißt eine Verdickung der Fäden, die bei einigen Pflanzen wie Eibe und Muskatnuß den Samen umgeben.

Diese Scheinfrüchte sind rund oder leicht oval und werden von einer dünnen, aber kräftigen Schale geschützt. Das Fruchtfleisch ist weißlich-durchsichtig, saftig und von süßem, aromatischem Geschmack.

Die Schalen der frischen Litschi sind lackrot. Nach einem Tag werden sie kastanienbraun. Drei Tage nach der Ernte beginnt das für sie kennzeichnende Aroma zu verschwinden. Dies erklärt auch die gehetzte und erbarmungslose Jagd der kaiserlichen Eilboten zu Pferd und zu Schiff, wenn sie die Litschi aus den südlichen Provinzen nach Chang'an (heute Xi'an) im Nordwesten Chinas bringen mußten.

Diese Früchte symbolisierten aber auch die süßen Freuden der Familie. Im alten China legten die Neuvermählten getrocknete Litschi unter das Bett in der Hoffnung, von Söhnen gesegnet zu werden, die ebenso wertvoll und begehrt waren wie die Früchte.

Unter den Rezepten für den Kaiser dürfen gewiß die Litschi nicht fehlen. Das Grundtraktat der Medizin listet tatsächlich auch Heilmittel auf, in denen alle Teile der seltenen Frucht zur Wirkung kommen: Das Fruchtfleisch um den Kern herum mildert Zahnschmerzen. Die Schale, eine von Knötchen bedeckte Hülse, bringt Furunkel zum Reifen und damit zum Abheilen. Blüten und Wurzeln bekämpfen Halsschmerzen und Mandelentzündungen. Der Samen, der wichtigste Teil, wirkt auch gut als Karminativum, also gegen Blähungen. Auch bei schmerzhaften Entzündungen der Hoden setzt man ihn ein.

AMBERBAUM

Liquidambar taiwaniana

Es schmerzt der Tod,
Doch mehr noch der Abschied der Lebenden.
Südlich des Yangzi Malariasümpfe
Und keine Nachricht von dir.
Herauf steigt Erinnerung.
Da hast du, Freund, mich im Traume besucht.
War das ein Lebender?
Wie weit du bist!
Durch einen grünen Amberwald
Kamst du,
Verschwandst in den dunklen Bergen.
Wie konntest du, als hättest du Flügel,
Den Fallen entgehn?
Bleich scheint der Mond
Mir ins Zimmer herein,
Als blickt' ich in dein Gesicht.
Tief ist der Fluß, wild sind die Wellen,
Hüte dich vor dem Drachen,
Und hüte dich vor der Schlange des Meeres!

(Von Li Bo träumend)

Du Fu (712–770) schrieb dieses Gedicht 758, als sein unglücklicher Freund in Yelang weilte, auf dem Weg ins Exil nach Guizhou. Das Wort »Feng« haben wir bewußt mit »Amberbaum« übersetzt, während es sonst fast immer mit »Ahorn« wiedergegeben wird. Wir sind davon überzeugt, daß in vielen poetischen Texten von der Qin- bis zur Song-Dynastie der Amberbaum gemeint ist, chinesisch »Feng xiang«, auch wenn das Schriftzeichen »xiang« (wohlriechend) fehlt. Zu jener Zeit war der Ahorn in China nämlich sehr selten. Der Amberbaum hat das gleiche Schriftzeichen wie der Ahorn, die gleiche flammende Schönheit des Blattwerks. Außerdem besitzt er einen angenehmen Duft und eine Reihe von medizinischen Eigenschaften, die dem roten Ahorn fehlen.

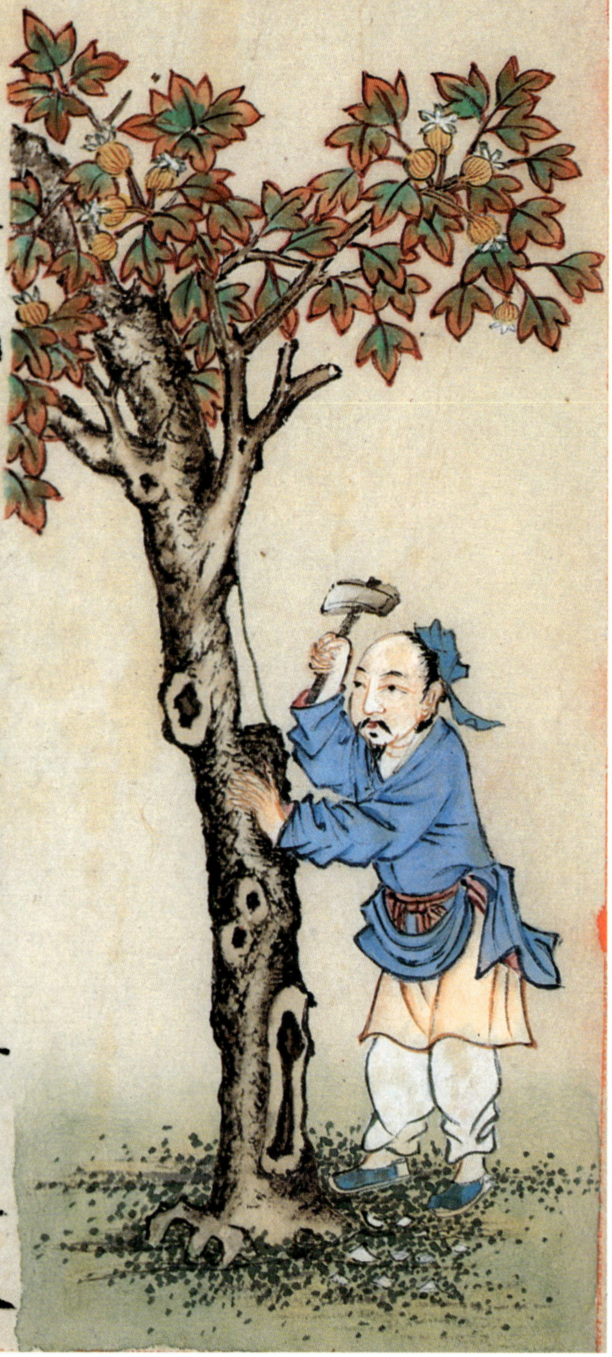

楓香

楓香脂主癮疹風痒浮腫齒痛○樹皮味辛平有小毒主水腫下水氣煑汁用之名醫所錄

名

白膠香

楓香

Amberbaum
(Feng xiang)

名

Name (Ming)

白膠香

Weißes, aromatisches Harz
(Bai jiao xiang)

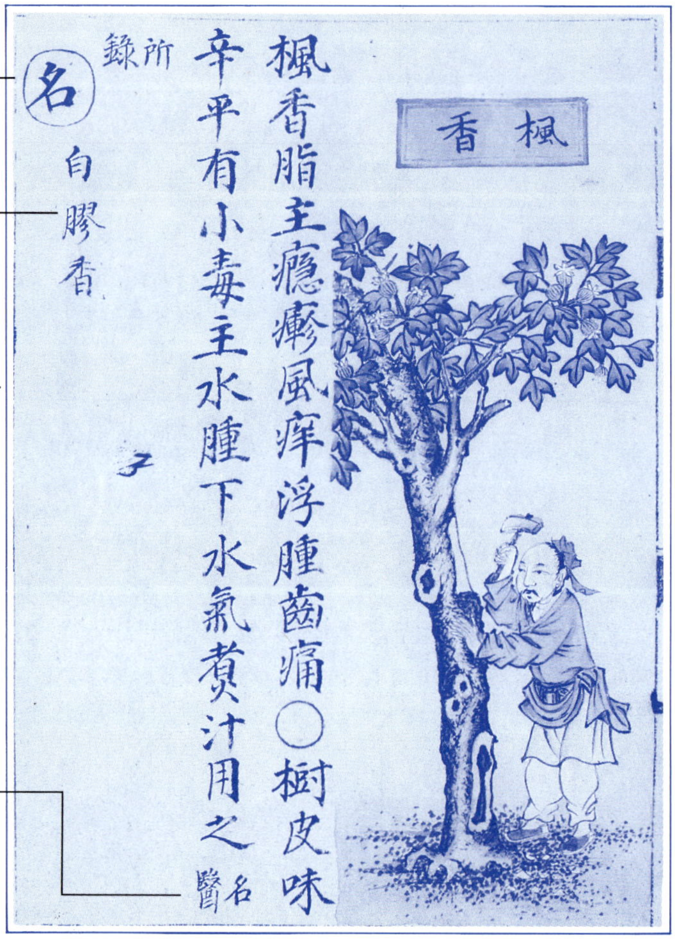

名醫
所錄

»Private Aufzeichnungen
berühmter Ärzte«

Das Harz des Amberbaums
heilt Hautrötungen, Nesselsucht,
Juckreiz, Ödeme und Zahnweh.
Die Rinde, bitter schmeckend, von
neutraler Natur und leicht
giftig, heilt die Ödeme, indem sie
die Flüssigkeiten entfernt.
Man nimmt sie in Form eines
Aufgusses zu sich.

Amberbaum

Fischgräten
Falls einem eine Fischgräte im Hals stecken geblieben ist, nehme man langsam und in kleinen Dosen frisches Harz vom Amberbaum.

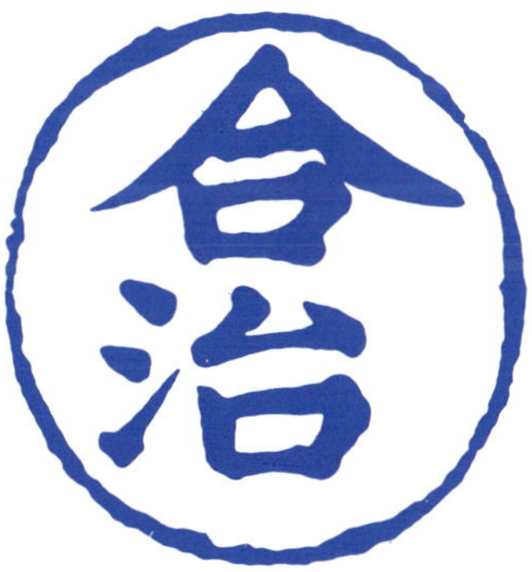

Der Amberbaum (auch Storaxbaum) aus der Gattung der Hamamedaceae gehört zu einer kleinen Familie von nur vier Baumarten, von denen einige asiatischer, andere nordamerikanischer Herkunft sind. Die asiatische Art, Liquidambar orientalis, kann 8 bis 9 Meter hoch werden. Der Name ist eine Zusammensetzung aus dem lateinischen »liquidus« und dem arabischen »ambar« und wurde im Spanischen zu »Liquidambar« (flüssiger Amber). Der Name weist auf das stark duftende Harz hin.

Durch Kochen oder Auspressen der Rinde des Liquidambars orientalis erhält man eine dickflüssige, grünlich-graue Masse, die »flüssiger Storax« heißt und in der Medizin in Schmerz- und Parasitenmitteln sowie in Kosmetika Verwendung findet.

»Die Äste und Zweige«, so Li Shizhen in seinem »Ben cao gang mu«, »sind sehr dünn und werden sehr leicht vom Wind bewegt. Dies erklärt den Ursprung des Schriftzeichens, das aus ›Holz‹ und ›Wind‹ (Feng) besteht, dazu das Zeichen ›Duft‹ (Xiang) wegen des Wohlgeruchs der Blätter.«

Wie man das Harz gewinnt, erfahren wir aus dem »Nan fang cao sun zhuang« (Pflanzen und Bäume der südlichen Provinzen) aus dem 3. Jahrhundert: »Die Flüssigkeit heißt ›weißer, duftender Harz‹. Im Mai schlägt man mit der Axt eine taschenförmige Kerbe in den Stamm. Darin wird sich das Harz sammeln. Man kann es im November ernten.«

Das »Ren fang shu yi ji« (Seltsame Geschichten des Ren Fang) fügt noch eine recht eigenartige Anmerkung hinzu: »Im Süden sind ›jugendliche Geister‹ des Amberbaums erschienen. Wenn diese Bäume sehr alt sind, haben sie eine menschenähnliche Gestalt, gekrümmt und voller Knoten, und heißen dann Kobolde oder böse Geister. Die vietnamesischen Zauberer, denen es gelingt, sich eines solchen Baumes zu bemächtigen, machen daraus noch heute Götter- und Teufelsstatuen. Diese sollen wundersam magische Kräfte besitzen, weil die Zauberwesen schon im Holz stecken.«

Auch die moderne Heilmittelkunde verwendet den Amberbaum: die Wurzeln gegen Rheumabeschwerden und Zahnweh; die Früchte bei unregelmäßiger Menstruation, Hexenschuß und Nesselsucht; die Blätter gegen Magen- und Darmstörungen sowie Bienen- und Wespenstiche, Furunkel und Ekzeme. Das Harz heilt Furunkel, Verbrennungen und entzündete Wunden. Allerdings dürfen diese Arzneien während einer Schwangerschaft nicht eingesetzt werden.

DRACHENAUGE

Euphoria longan (Nephelium longana)

Über 1400 Bilder schmücken die Galerie des Sommerpalastes in Beijing. Eines davon zeigt ein wunderschönes Mädchen, das gerade aus dem Bade steigt. Das ist Yang Yuhuan, die 719 geborene Tochter eines höheren Beamten der Provinz Sichuan. Wegen ihrer außergewöhnlichen Schönheit wurde sie schon im Alter von 15 Jahren in den Harem des Prinzen Li Mao aufgenommen. Doch bald wurde sie von dessen Vater, dem Kaiser Xuan Zhong, entdeckt und mitgenommen. Der Kaiser war derart von ihr bezaubert, daß er ihr schon nach kurzer Zeit den Titel »Gui fei« (gui: kostbar, selten, edel; fei: kaiserliche Konkubine) gab. Diese Bezeichnung bedeutete oft auch »Ehefrau zweiten Ranges«. So wurde aus Yang Yuhuan Yang Guifei, die edle kaiserliche Konkubine, die mit »ihrem Lächeln der hundert Verführungen« alle die übrigen, etwa dreitausend Haremsfrauen des Himmelssohnes erblassen ließ. Ihr Einfluß auf den Kaiser war so groß, daß einer ihrer Vettern, Yang Guozhong, sogar Erster Minister wurde. Ein Adoptivsohn der Familie, An Lushan, wurde General, und die ganze Familie Yang fand sich mit Ehren und Reichtümern überhäuft, was natürlich Neid und Haß erzeugte.

Für die schöne Yang Guifei wurde jetzt der Eiltransport von Litschi und Drachenauge zu den Palastgärten eingeführt, damit ihr jederzeit frische, duftende Früchte zur Verfügung standen. Die Favoritin des Kaisers liebte diese Früchte außerordentlich, war sie doch davon überzeugt, daß ihr Körper mit ihrer Hilfe ebenso frisch und wohlriechend, ihre Haut weiß und strahlend wie eine Longanpflaume bleiben würde.

Der Kaiser jedoch, der ihretwegen so vollständig den Kopf verloren hatte, war im Begriffe, auch das Reich zu verlieren und die Tang-Dynastie den Thron. Im »Gesang des endlosen Schmerzes« des Dichters Bo Juyi (Bai Juyi, 772–846) wird die tragische Liebesgeschichte der schönen Guifei erzählt, die mit nur 37 Jahren von Soldaten ermordet wurde – vor den Augen des verliebten, schwachen und verweichlichten Kaisers.

果之木

龍眼 無毒

植生

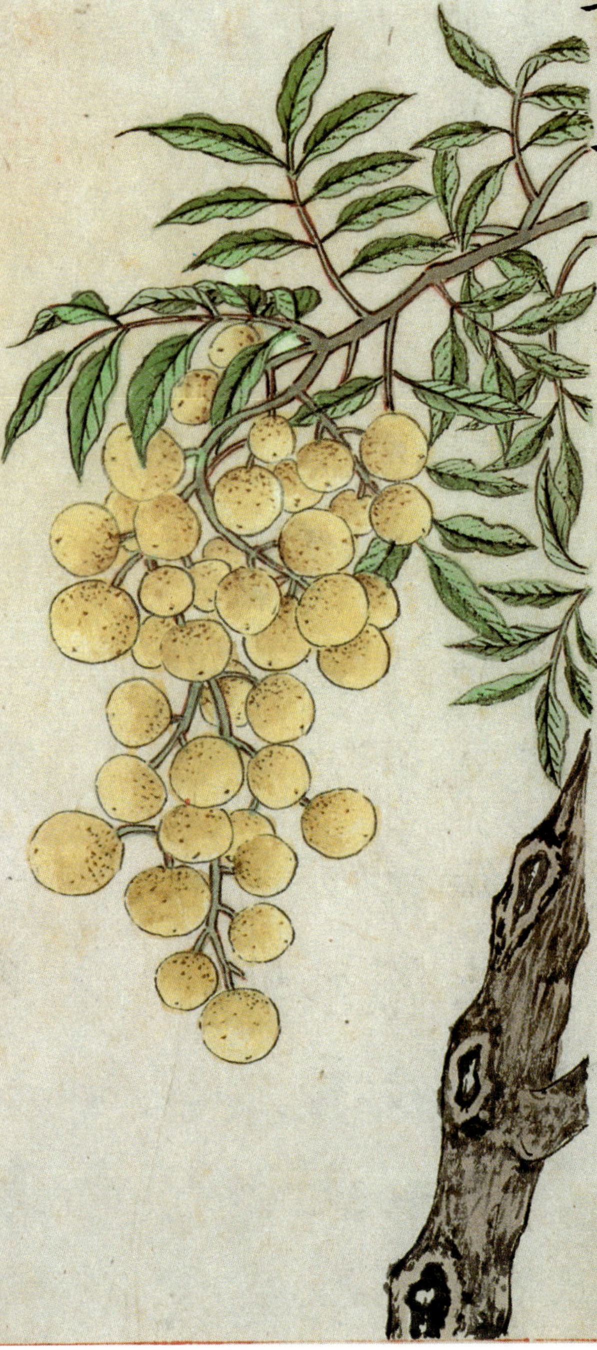

龍眼

龍眼 出神農本經

主五臟邪氣安志厭食久服

強魂聰明輕身不老通神明 以上白字神農本經

除

龍眼

Drachenauge
(Long yan)

出神農本經

Aus der »Materia Medica des Shen Nong«

以上白字神農本經

Der Text oben, in weißen Schriftzeichen, stammt aus der »Materia Medica des Shen Nong«.

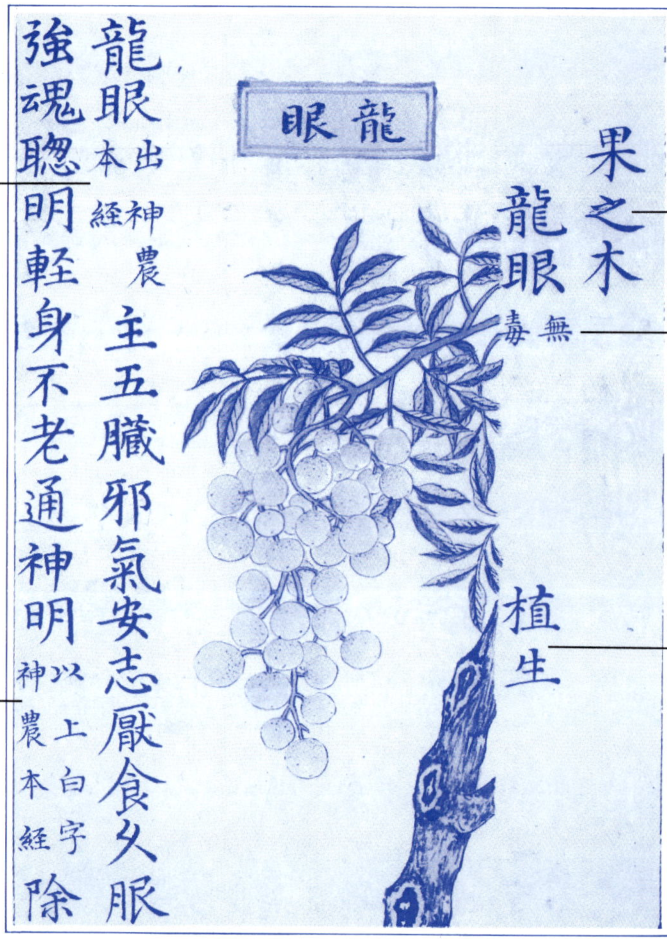

果之木

Holz der Frucht
(des Kernes)
(Guo zhi mu)

無毒

Nicht giftig
(Wu du)

植生

Zum Anbau geeignet
(Zhi sheng)

Kur: Bekämpft die Krankheiten, die die fünf festen Organe befallen (Herz, Leber, Milz, Lunge und Nieren), wirkt beruhigend, regt den Appetit an. Über längere Zeit eingenommen, wird Geist und Intelligenz angeregt, der Körper bleibt schlank und wird nicht so schnell alt. Die Gehirntätigkeit wird begünstig.

Allgemeines Aufbaumittel
Fruchtfleisch des Longan: 12 g
Samen der Ziziphus spinosae (Kreuzdorngewächs): 15 g
Wurzel von Astralagus membranaceus (Bärenschote): 15 g
Rhizom des Atractylodes macrocephalae: 10 g
Poria cocos getrocknet: 10 g
Ginsengwurzel: 12 g
Süßholzwurzel: 10 g
Wurzel der Auklandia lappa: 6 g
Alle Zutaten werden kleingehackt. Für jede Dosis werden 5 Gramm frische Ingwerwurzel (Gingiber officinalis) und eine frische Frucht vom Kreuzdornstrauch (Ziziphus jujuba) dazugegeben. Das Ganze kommt mit zwei Tassen Wasser in einen Topf, wird zugedeckt und auf eine Tasse Wasser eingekocht. Man filtere den Aufguß und trinke ihn lauwarm auf ein- oder zweimal im Laufe des Tages, zwischen den Mahlzeiten.
Die Kur soll fünf oder sechs Tage dauern. Das Mittel wirkt auch gegen Schlaflosigkeit und bei geistigen Erschöpfungszuständen.

Gegen lästigen Schweissgeruch
Longankerne: 6 Stück
Pfefferkörner: 27 Stück
Die Körner werden fein zermahlen, bis man eine glatte Paste erhält. Diese trägt man auf die betreffenden Stellen auf. Normalerweise sind diese auf kleinere Hautstellen begrenzt.

Euphoria longan oder Nephelium longana ist ein Baum aus der großen Familie der Sapindaceae (Seifenbaumgewächse), die Tausende von Arten umfaßt, die wiederum in 120 Gattungen eingeteilt sind.
Der Obstbaum erreicht eine Höhe von 5 bis 10 Metern. Er stammt aus den südöstlichen Gegenden Chinas, ist aber auch in Japan verbreitet. Er blüht im April und trägt im Juli und August Früchte. Die wohlschmeckenden Früchte, Longanpflaumen, haben ihren Namen von dem chinesischen Schriftzeichen »Lung« (Drache) und »Ngan« (Auge), allerdings in ihrer kantonesischen Aussprache. In der modernen Hochsprache (Pu tong hua) klingt es »Long yan«.
Wenn man die Frucht (eigentlich handelt es sich ja um den Samenmantel) in zwei Teile schneidet, hat man den Eindruck, in ein weit aufgerissenes Auge zu blicken, wobei der dunkle, rundliche Samen die Pupille ist.
Für die Chinesen konnte das nichts anderes bedeuten als das Auge des Drachens, eines Tieres mit außerordentlichen Fähigkeiten, immer bereit, den Guten, Armen und Schwachen zu helfen und sie zu beschützen, die Bösen und Ungerechten indessen bis zur Vernichtung zu strafen.
In der Umgangssprache heißen die Longanpflaumen auch »Yi zhi«, das heißt »Früchte, die die Intelligenz entwickeln«. Schon die alten Medizinbücher heben die Fähigkeit des Drachenauges hervor, die geistigen Kräfte anzuregen und zu stärken. Noch heute gibt man Schülern während der Examina Longan zu essen.
Die Longan werden oft ein wenig wie die armen Verwandten der Litschi angesehen oder wie die geringeren Brüder eines berühmten und edlen Sprößlings. Aber in Wirklichkeit sind sie ebenso köstlich und aromatisch wie die Litschi. Sie sind diesen auch ähnlich in der Form und im saftigen, süßen Fruchtfleisch. Vom pharmakologischen Standpunkt indessen sind sie noch wertvoller mit ihren vielfältigen therapeutischen Anwendungsmöglichkeiten.
Auch die schöne Yang Guifei war so begierig auf diese Frucht, weil sie hoffte, ihren Körper gesund und ihre Haut weiß und glatt zu erhalten. Außerdem aber wollte sie sich ihre wache Intelligenz und ein gutes Gedächtnis bewahren, die sie dringend benötigte, um die Intrigen und Fallen bei Hofe zu überstehen.
In der Arzneimittelherstellung benutzt man die Wurzeln wegen ihrer harntreibenden und kreislauffördernden Wirkung. Die Blätter sollen Fieber und Entzündungen heilen. Die Samen stillen Blutungen und lindern Schmerzen. Das Fruchtfleisch kräftigt das Herz und beruhigt. Es absorbiert auch die angesammelte Flüssigkeit im subkutanen Hautgewebe.

SCHWALBENNEST

Hirundo rustica

»Unter dem Dach zwei hübsche Schwalben,
Ein Männchen, ein Weibchen,
Ihr Nest zwischen zwei Streben mit Erde verklebt,
Darin die vier Jungen, soeben entschlüpft.
Sie wachsen bei Tage und auch in der Nacht,
Hungrig immer und schreiend nach Nahrung.
Insekten zu fangen ist eine schwierige Arbeit,
Und nie genug davon kriegen die vier.
Den Eltern schmerzen die Krallen, der Schnabel,
Unermüdlich jedoch ihr eiserner Wille.
Rastlos fliegen sie aus und kehren zurück,
Auf daß die Kleinen nicht hungern müssen.
Nach einem Monat harten Bemühens wirkt dünn
Die Mutter und rundlich die Kinder.
Nun wird ihnen das Singen gelehrt
Und richtig zu halten die zarten Flügel.
Wo Federn und Flügel nun vollständig sind,
Werden sie zum Hof auf die Bäume geführt.
Dort öffnen sie ihre Flügel dem Wind,
Und ohne auch nur ihr Köpfchen zu wenden,
Sind sie auf und davon wie Pfeile
In alle vier Richtungen.
Die Eltern steigen hinauf in den Himmel
Und rufen, bis sie die Stimme verlieren,
Keines der Kinder kommt noch zurück.
In ihrem einsam verlassenen Nest
Durchweinen sie traurig eine ganze Nacht.
Ihr jungen Schwalben, versucht doch zu denken
Und euch zu erinnern an die Tage im Nest, nach der Geburt,
Und wie ihr davonzogt, die Mutter verlassend.
Vielleicht könnt heute ihr besser verstehen,
Wie sehr eure Eltern gelitten haben.«

(Gedicht auf die Schwalben, für den alten Man Liu, von Bo Juyi
[Bai Juyi], 772–846)

鷰蓐草主眠中遺溺不覺燒令黑研水進
方寸匕亦主噦氣
名醫所錄

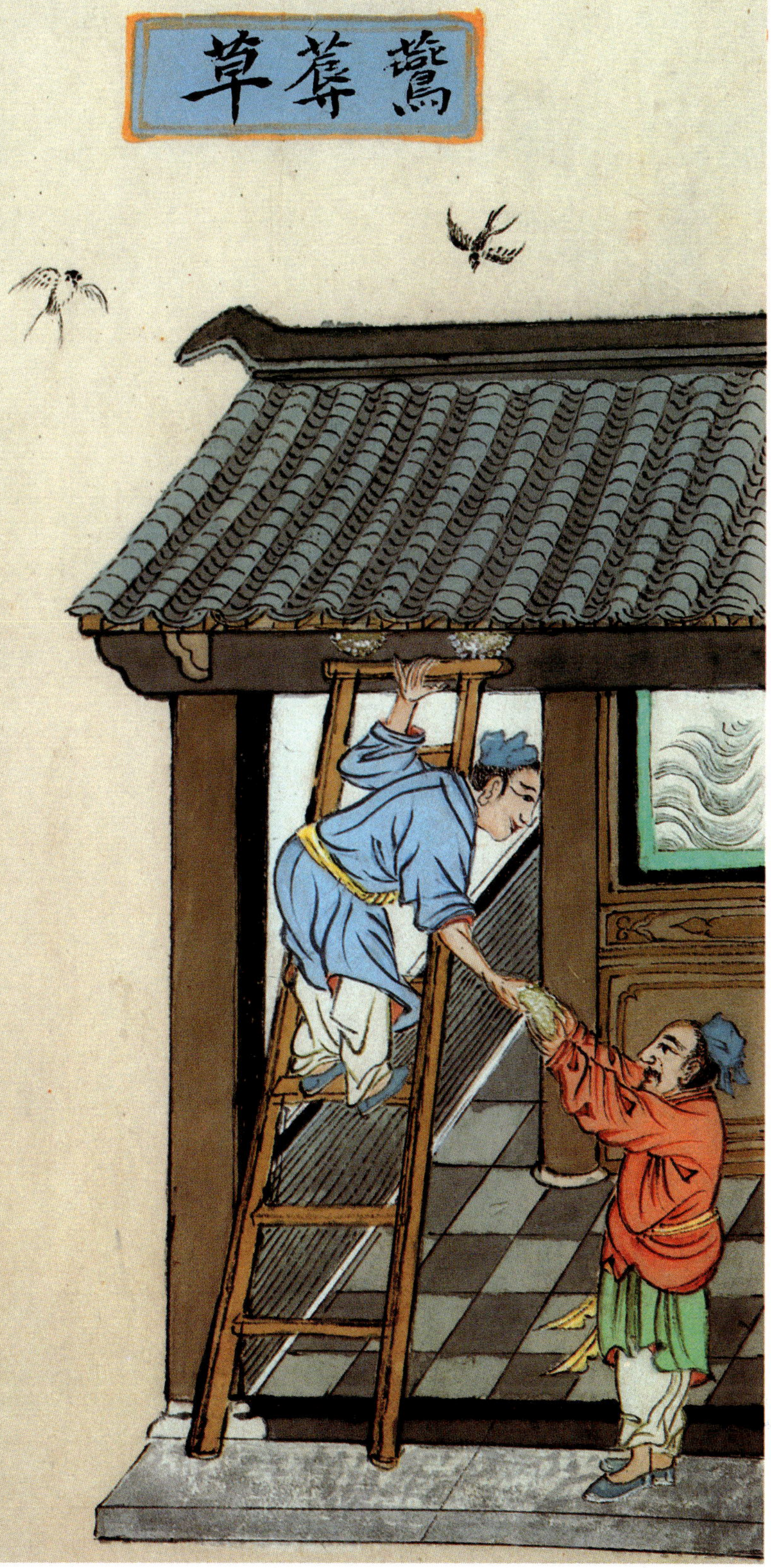

鷰蓐草

Stroh im Schwalbennest
(Yan ru cao)

用 鷰窠中者

收 日乾

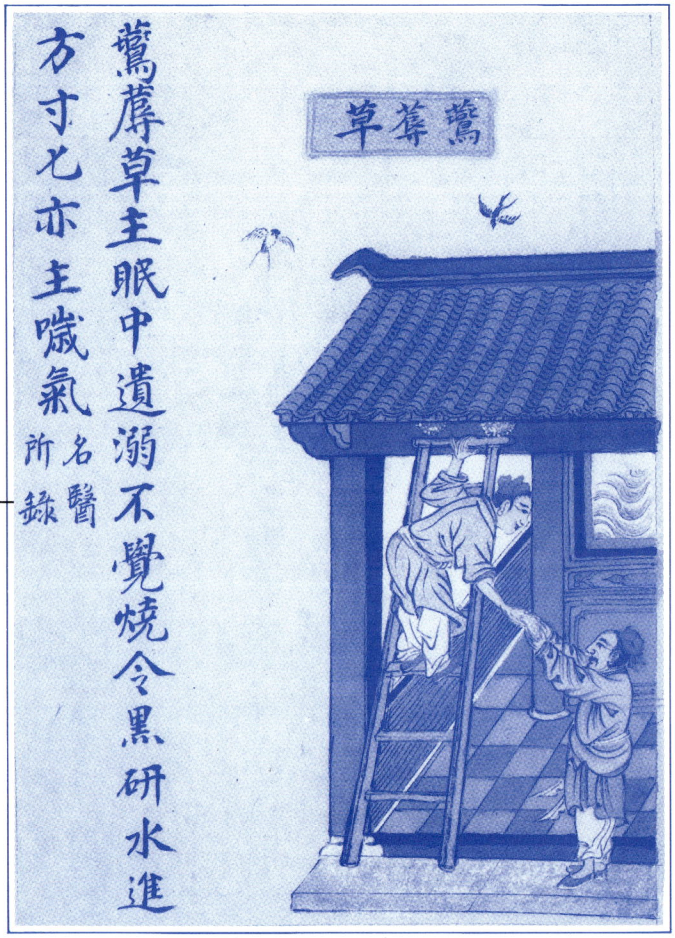

名醫所錄

Aus den »Privaten Aufzeichnungen berühmter Ärzte«

Das Stroh aus dem Schwalbennest
heilt nächtliches Bettnässen. Wird erwärmt,
dunkel, und zu Pulver zerstoßen.
Man nehme einen Löffel davon mit etwas Wasser.
Hilft bei Brechreiz.

Blut im Urin

Aus einem Schwalbennest löst man das Stroh heraus, säubert es und röstet es in einer Pfanne, bis es dunkel wird. Dann wird es zu feinem Pulver zerstoßen. Einen Löffel davon löst man in einem Schälchen chinesischen Weins und trinkt es vor dem Sichhinlegen. Verhindert bei Männer wie Frauen Blut im Urin.

Sprichwörter

»Sie zu besitzen und die Schwalbe sind zweierlei.«
Eine geliebte Person weilt fern von uns.

»Ein Schwalbennest unter einem Zelt.«
Eine wenig gesicherte Position.

»Schwalben und Spatzen gratulieren.«
Glückwünsche bei der Fertigstellung eines neuen Hauses.

Dieses traurige Gedicht erzählt von den Schwalben, doch wollte der Dichter damit den alten Man Liu trösten, dessen Sohn ohne seine Einwilligung davongegangen war und den Vater einsam zurückgelassen hatte. Dies war die größte Schuld, die ein Sohn auf sich laden konnte, und der größte Schmerz für einen Vater. Bo Juyi wird jedoch zum Erzieher, ohne es zu wollen, denn der alte Man Liu hatte seinerzeit seine Eltern auf die gleiche Weise verlassen und nun die gleiche Behandlung von seinem eigenen Sohn erfahren.

Die kaiserliche Apotheke führt ein merkwürdiges Rezept auf, das auf dem farbigen Tafelbild illustriert wird. Es geht darum, ein Schwalbennest an einem möglichst trockenen Tag zu suchen, und zwar am besten dann, wenn die Schwalben ausgezogen sind. Nur das Nest der Hirundo rustica hat die Form eines halben Bechers, der aus vielen Teilen zusammengebaut ist: Hölzchen, Steinchen, Gras und Zweigen. Innen liegt Stroh für die Eier, und nur dieses Stroh gehört ins Rezept. Man holt es aus dem Nest heraus, säubert es von Schlamm, Sand, den Federn und allem anderen Schmutz, bevor man es in einer Pfanne warm werden läßt. Wenn es trocken und von dunkler Farbe geworden ist, zermahlt man es zu feinem Pulver, das dann das Heilmittel ergibt.

Wie uns verschiedene Verfasser von Schriften zur Arzneimittelkunde berichten, heilt dieses Pulver auf ganz erstaunliche Weise Wunden, die sich nicht schließen, und eitrige Infektionen. Außerdem verhindert es unfreiwilliges Bettnässen in der Nacht.

Die Schwalbe ist für die Chinesen ein Glücksbote. Wer sie an seinem Haus oder Laden beherbergt, kann mit Erfolg, guten Geschäften oder auch mit der Geburt eines Sohnes rechnen.

Ein Märchen will es, daß die Schwalben bei Winteranfang zum Meer hin auswandern, um als Molluskel die kalte Jahreszeit zu verbringen. Im chinesischen Volksglauben ähneln diese Weichtiere in Farbe und Form einer unter ihren Flügeln zusammengekauerten Schwalbe.

Ein anderes Märchen erzählt, daß die Schwalben, die ihre Nester so kunstvoll in die Erde bauen, auch die Stadtmauern errichtet, die Gräber verschlossen und die Götterstatuen vollendet haben.

Die berühmteste Schwalbe in China ist jedoch die Hirundo esculenta, die, wie der Name schon sagt, ein köstliches Gericht ermöglicht: die »Schwalbennester-Suppe«.

Die für die Küche benutzten Teile der Nester sind eine geleeähnliche Masse, die vom Schnabel des Mauerseglers sekretiert wird, um die verschiedenen Bausubstanzen des Nestes zusammenzukleben.

Man muß das Nest wiederholt, lange und sorgfältig waschen und alle Fremdkörper herausholen, um diesen eßbaren Teil des Nestes zu erhalten, der viel Eiweiß enthält und eine sehr nahrhafte Suppe ergibt.

GINSENG

Panax Ginseng (Panax schinseng)

Der Ginseng ist das wohl berühmteste Heilmittel der Chinesen. In der Vergangenheit war diese Wurzel dem Kaiser und seiner Familie vorbehalten, und nur in ganz besonderen Fällen gab der »Sohn des Himmels« seinen hohen zivilen oder militärischen Beamten die Erlaubnis, sich dieses Heilmittels zu bedienen.

Ein bekanntes Märchen erzählt uns, es sei ein Skarabäus gewesen, der das Kind mit der roten Haut (Ginseng) in die Mandschurei gebracht habe, weshalb auch kein Mandschure es wage, Ginseng zu essen. Ein anderes Märchen berichtet von einem buddhistischen Mönch, der seinen jungen Schüler oft grundlos mißhandelte. Doch jedesmal, wenn der Mönch die Hütte verließ, trat ein Kind herein, um mit dem Jungen zu spielen. Es trug um die Hüften einen roten Gürtel. Als der Mönch davon erfuhr, befahl er seinem Schüler, dem Kind einen roten Faden an den Gürtel zu heften. Auf diese Weise entdeckte er, daß der geheimnisvolle Spielkamerad eine dicke alte Ginsengwurzel war. Voller Gier riß er sie aus dem Boden und kochte sie auf dem Herd in einem Topf voll Wasser, in der Hoffnung, so ihrer wunderbaren Eigenschaften habhaft zu werden. Während des Kochens mußte der Mönch einmal hinausgehen. Der Schüler, der von nichts wußte und hungrig war, nutzte die Gelegenheit und verspeiste die so anregend duftende Wurzel. Um seine Übeltat zu verheimlichen, goß er den Topf auf dem Boden aus, wo der Hund sich gierig über den Rest der Brühe hermachte. Als der Mönch zurückkehrte und die Tat entdeckte, geriet er in eine große Wut. Doch ganz überraschend, zumindest für den Mönch, stürzte sich der Hund auf ihn, um den Jungen zu verteidigen. Dabei tötete er den Mönch. Dies war die Rache des Ginseng.

酒醉不醒

草之草

人參 無毒

植生

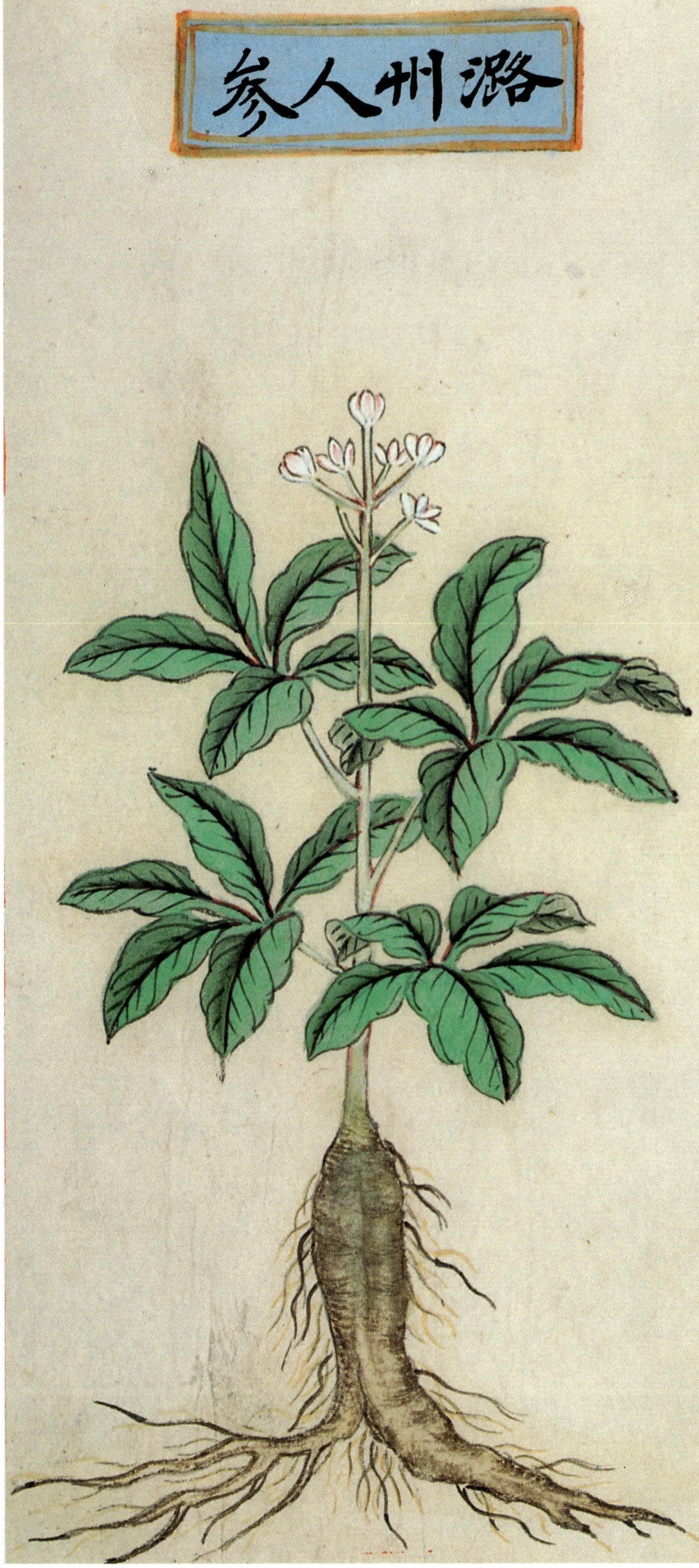

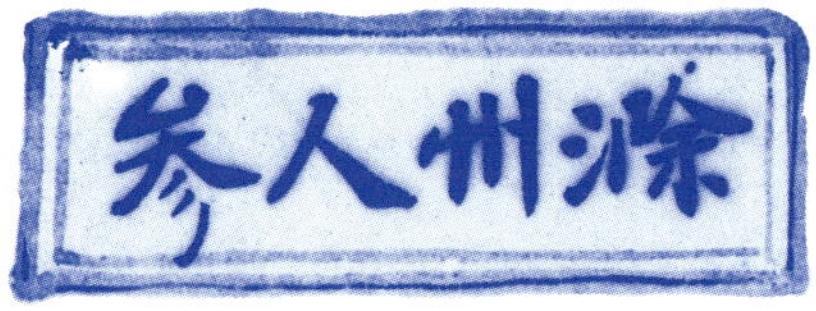

Ginseng aus der Provinz Chu Zhou
(Chu Zhou ren shen)

人參

Ginseng (Ren shen)

出神農本經

Aus der »Materia Medica des Shen Nong« (Chu Shen Nong ben jing)

以上朱字神農本經

Der Text darüber, in roten Schriftzeichen, stammt aus der »Materia Medica des Shen Nong« (Shen Nong ben jing).

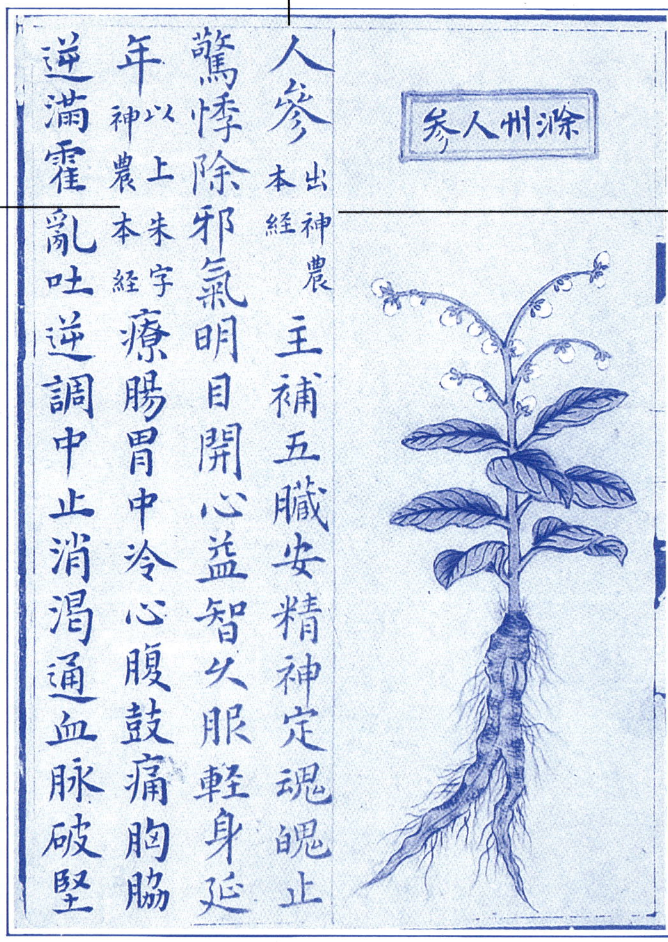

Heilt Magen- und Darmverstimmungen, Brust- und Unterleibsschmerzen. Erleichtert das Völlegefühl im Magen und lindert die Schwermut. Hilft gegen Erbrechen und Durchfall infolge von Cholera. Reguliert die Lebenskraft (Qi). Heilt Diabetes. Reinigt die Gefäße, in denen die Lebenskraft und das Blut fließen. Hilft bei Verdauungsstörungen. Stärkt das Gedächtnis.

Stellt die Kräfte der fünf Organe wieder her, beruhigt das Gemüt, löst die Angst, hebt Schockwirkungen auf, beseitigt schädliche Einflüsse, läßt die Augen erstrahlen, erheitert das Herz, entwickelt die Intelligenz. Über eine lange Zeit hinweg genommen, erhält er schlank und verlängert das Leben.

Bei Verdauungsstörungen
Ginsengwurzel: 3 Liang
Wurzel der Glycyrrhiza (Süßholz): 3 Liang
Ingwerwurzel: 3 Liang
Wurzel von Atractylodis macrocephalae: 3 Liang
Man koche die Zutaten in 8 Sheng Wasser, bis es auf 3 Sheng reduziert ist. Man trinke nun 1 Sheng dieses Aufgusses lauwarm dreimal innerhalb eines Tages.

Gegen Malaria
Bupleurum-(Hasenohr-)Wurzel: 8 Liang
Ginsengwurzel: 3 Liang
Scutellaria-(Helmkraut-)Wurzel: 3 Liang
Glycyrrhiza-(Süßholz-)Wurzel: 3 Liang
Trichosanthis-(Haarblumen-)Wurzel: 4 Liang
frische Ingwerwurzel: 2 Liang
Brustbeeren: 12 Stück
Man koche die Zutaten in 12 Sheng Wasser, bis es auf 6 Sheng reduziert ist. Das Ganze wird gefiltert und wieder aufs Feuer gesetzt, bis es auf die Hälfte zusammengekocht ist. Man trinke zweimal pro Tag 1 Sheng des Aufgusses lauwarm.

Der Panax ginseng (oder Panax schinseng) gehört zur Familie der Araliaceae.
Der botanische Name stammt aus dem griechischen »panakés« beziehungsweise »pan« (alles) und »àkos« (Heilmittel), das heißt ein Mittel gegen alle Übel. Sein chinesischer Name »ren shen« kann »Wurzel des Menschen« oder auch »Wurzel in der Gestalt eines Menschen« heißen.
Ginseng ist in vielen verschiedenen Qualitäten zu ebenso vielen verschiedenen Preisen auf dem Markt. Die wertvollsten Wurzeln kommen aus dem Norden Koreas und aus der Mandschurei in Nordchina. Sie unterscheiden sich durch ihre Größe und durch die Zahl ihrer Zeitringe. Unehrliche Händler erhöhen die Zahl der Ringe, indem sie die Wurzel mit Menschenhaar umwickeln. Dies erhöht wohl den Preis, nicht aber die Qualität. Am wirksamsten sollen die Wurzeln sein, die an sehr abgelegenen Orten wachsen, wohin weder die Tiere noch die Sonne gelangen.
Die Bedeutsamkeit des Ginseng als Heilmittel kann man daraus ersehen, daß die chinesischen Arzneimittelbücher am Ende ihrer Auflistung aller spezifischen Medikamente für eine jeweilige Krankheit noch anmerken: »Sollte dieses Mittel keine Wirkung zeigen, dann füge man dem Präparat noch Ginseng hinzu.«
Und in der Tat, dem Ginseng kommt heute wie in der Vergangenheit eine ganze besondere Bedeutung in der chinesischen Pharmakopöe zu. Die getrocknete Wurzel stärkt die Lebenskraft (Qi), sie weckt nach einem Kollaps die Lebensgeister, regt die Funktion von Lunge und Milz an, fördert die Ausscheidungen der Körperflüssigkeiten und hilft bei geistiger Erschöpfung. Ein Aufguß von getrockneten Ginsengblüten erfrischt und belebt. Die getrockneten Blätter wirken in der Hitze des Sommers kühlend und senken das Fieber.
In der chinesischen Medizin setzt man Ginseng auch noch ein bei Herzanfällen, Migräne, Schwindel, Störungen des Gemüts, Depressionen, Anämie, Asthma, Übelkeit, Verdauungs- und Sehstörungen, bei Rheuma, Frigidität und Impotenz.
Bei einer chemischen Analyse des Ginseng erhalten wir: Harz, Stärke, Tannin, Bitterstoffe, Saponin und anderes. In Anbetracht dieser Substanzen ist es nicht schwierig zu begreifen, warum die Pflanze so gut wirkt zur Regulierung des Blutdrucks, bei Nervosität, Schlaflosigkeit, Magenstörungen und Überaktivität. Die Wirkung des Mittels als Aphrodisiakum beruht darauf, daß Ginseng die Sekretion von männlichen und weiblichen Sexualhormonen erhöht, die Blutbildung fördert und das »Qi« (die Lebenskraft) stärkt.
Bei einer normalen Kur sollte die tägliche Dosis zwischen 2 und 8 Gramm betragen. Während einer akuten Erkrankung kann man die Dosis auf 15 bis 20 Gramm erhöhen.
Gegenindikationen:
Während einer Ginsengkur sollte man auf keinen Fall Tee trinken oder Rüben essen.

HEFE

»Zubereitung der medizinischen Hefe (Shen qu) nach der Methode des Dan Xi. Am sechsten Tag des sechsten Monats oder am dritten Tag des sechsten Monats, während des fünften Tagesabschnitts (gleich nach Sonnenuntergang) nimmt man etwas Quellwasser und feines Weizenmehl. Damit formt man Häufchen von der Größe einer Faust. In jedes Häufchen gibt man ein Stück frischen Ingwer, so groß wie ein Zeh. Das Ganze wird nun in Papier gewickelt. Die Päckchen dann an die Balken der Zimmerdecke gehängt. Man muß ein ganzes Jahr warten, bis man sie benutzen kann. Während man den Teig zubereitet, darf nicht gesprochen werden, und niemand darf wissen, was gerade hergestellt wird. Nur so wird die Hefe zu einer wirksamen Medizin.« Dieser Abschnitt aus dem Kaiserlichen Ben Cao stammt aus der Oper »Ge zhi yu lun« (Untersuchung über die Beschaffenheit der Dinge). Sie wurde 1347 von Zhu Zheheng geschrieben, bekannt auch unter dem Namen Meister von Dan Xi, dem Ort, wo er geboren wurde (1280–1358). Dieses Thema taucht auch in einer seiner anderen Opern auf: »Ju fang fa hui« (Kommentare zu den Rezepten aus dem Pharmaziebereich). Der Autor, der zu der »Schule der Ernährung des Yin« gehörte, war der Überzeugung, daß das Sich-gehenlassen und die Übertreibung die Wurzeln aller Krankheiten waren.

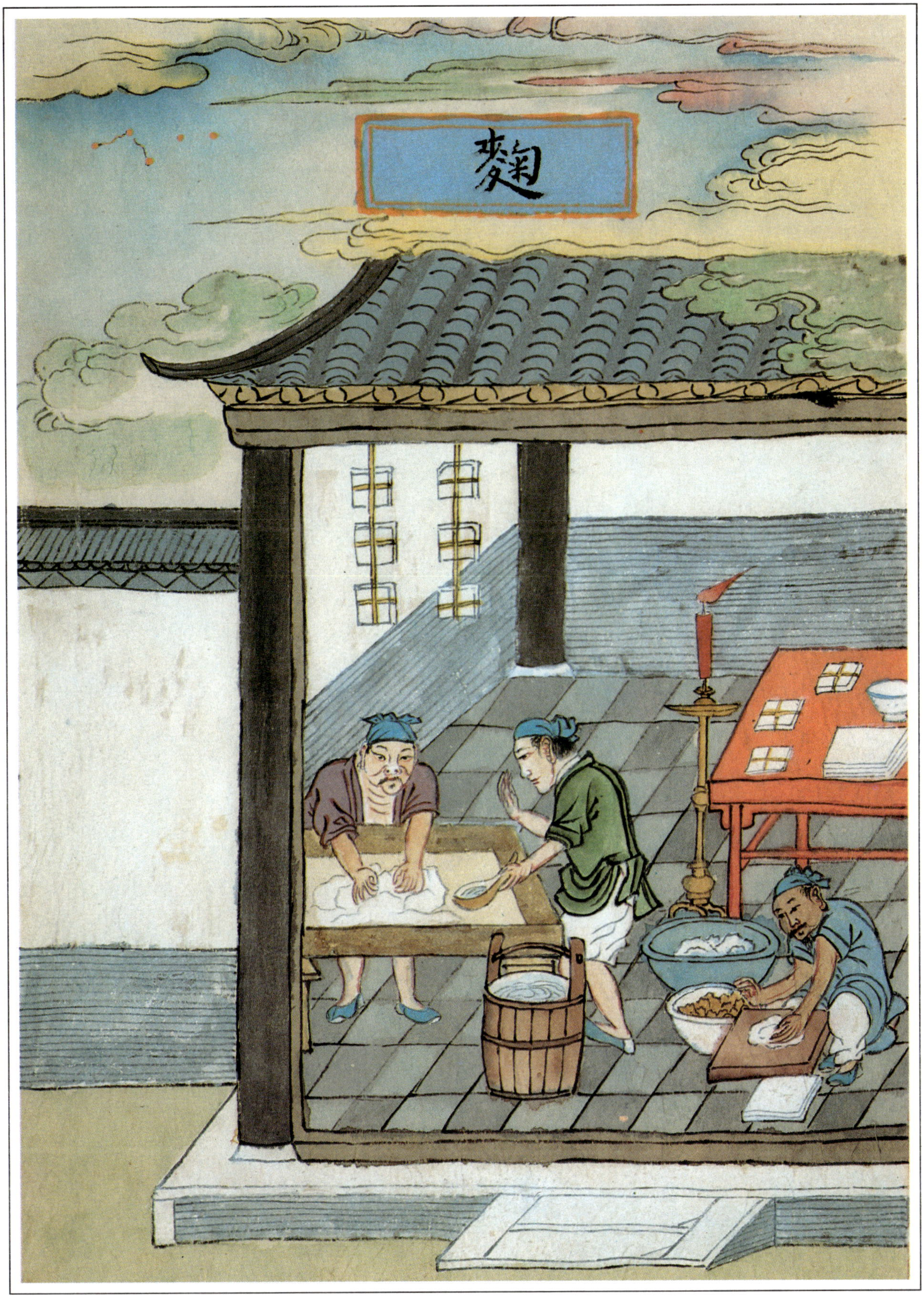
麴

麴

Hefe
(Qu)

麴

神麴

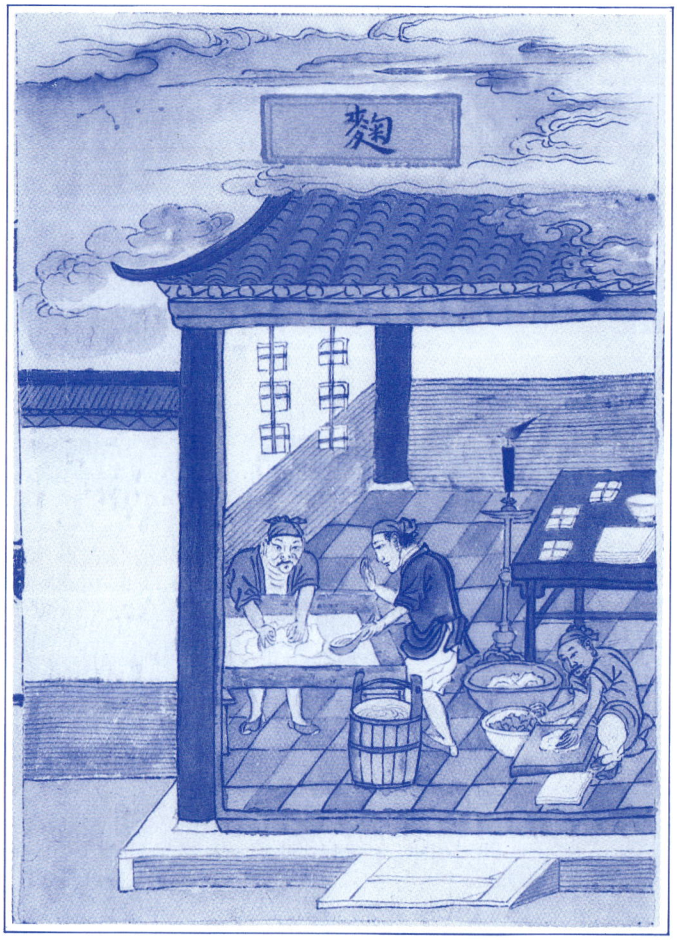

雷公云

無毒

Hefe (Qu). In den Texten des Kaiserlichen Ben Cao ist oft von »Shen qu« die Rede. Das heißt »die Hefe der Götter«, und zwar weil sie am sechsten Tag des sechsten Monats hergestellt wird, dem Tag, an dem sich alle Götter treffen. Dieses Ereignis verwandelt die natürliche Hefe in medizinische.

Schwere Geburt

Im Falle einer schwierigen Geburt gebe man der Patientin in einem Löffel Wasser 2 oder 3 Qin Pulver der medizinischen Hefe. Dies wird das Ausstoßen des Fötus erleichtern.

Verdauungsbeschwerden

Einer Handvoll Hirsemehl mische man einen Löffel Medizinhefepulver bei und nehme es gut warm zu sich. Dies wird den Magen und den Darm befreien.

Die Hefe ist eine Art Pilz, der aus mikroskopisch kleinen Einzellern besteht, die sich durch Knospung vermehren und mit Hilfe bestimmter Enzyme fähig sind, biochemische Prozesse wie Fermentierung und Oxidation in Gang zu setzen. Auch den Chinesen war dies wohlbekannt. Sie benutzten Hefe, um aus Getreide alkoholische Getränke herzustellen, oder auch als Heilmittel.

Die bekannteste Hefe, die in der Heilmittelkunde vorkommt, ist die natürliche: Auf empirischem Weg und ohne wissenschaftliche Erklärungen zur Hand zu haben, hatten die Chinesen schon den Mechanismus der aeroben und anaeroben Fermentierung entdeckt, die später eine große Errungenschaft des Louis Pasteur werden sollte. Deshalb besteht der diesbezügliche Abschnitt im Ben Cao darauf, »den Teig in Papier einzuwickeln«, und empfiehlt, »es ein ganzes Jahr lang nicht zu öffnen«.

Außerdem benutzten die Chinesen die Hefe als verdauungsförderndes Mittel, und zwar bei Störungen, die von den bei Bauern weit verbreiteten stärkehaltigen Nahrungsmitteln herrühren.

Und so heißt es bei Li Shizhen: »Früher benutzten die Leute immer die Hefe, die für die Fermentierung verwendet wird. In der Folge entdeckten die Ärzte die medizinische Hefe (Shen qu), die für therapeutische Zwecke die wirksamste ist. Um sie herzustellen, wählt man den Tag aus, an dem sich alle Götter treffen, deshalb ›Shen qu‹ oder ›Götterhefe‹.«

Der große Apotheker Lei Xiao (500 n. Chr.), Verfasser der sehr beliebten pharmakologischen Abhandlungen »Lei gong pao zhi lun« (Abhandlungen über die Rezepte des Lei), sagt es genauer: »Bevor man die medizinische Hefe verwendet, muß man sie zu Pulver zerreiben, in Papier wickeln und eine Nacht lang in ein 60 Zentimeter tiefes Erdloch legen. Wenn man sie wieder herausholt, muß man sie über dem Feuer trocknen, bis ihr Aroma austritt.«

Nach dem »Illustrierten Ben Cao« fördert die Hefe die Magentätigkeit und heilt den Durchfall. In den »Privaten Aufzeichnungen berühmter Ärzte« zählt Tao Hongjing (452–536) eine lange Liste von Krankheiten auf, die man mit Hefe heilen kann: »Die vom ›krankmachenden Wind‹ befallenen inneren Organe. Stärkt Leber und Milz. Heilt Husten, Katarrh und Rülpsen, die von ›innerer Luft‹ verursacht werden. Regt den Appetit an und hilft bei Verdauungsstörungen, auch bei Cholera. Fördert die Herz- und Zwerchfelltätigkeit.« Nicht nur das, Hefe verleiht, so Tao Hongjing, auch eine bessere Gesichtshaut. »Sie hilft, wenn Kinder einen ballonartig aufgeblähten Bauch haben, denn sie essen weiter, auch wenn der Magen voll ist und die Nahrung nicht mehr verdauen kann.«

»Die medizinische Hefe ist von weißer Farbe und wohlduftend. Je länger sie lagert, desto wirksamer ist sie. Man muß sie vor der Anwendung trocknen. Bei schwangeren Frauen darf man sie jedoch nicht einsetzen, da sie eine Abtreibung verursachen könnte.«

WINTERMELONE

Benincasa hispida

Der Kaiser Wen Zong (826–840), 15. Herrscher der Tang-Dynastie (618–907), fragte eines Tages seinen Freund und Ratgeber Liu Gongquan, ob ihm nicht während seiner letzten Reise Kritik am kaiserlichen Hofe zu Ohren gekommen sei. Nicht ohne Bangen antwortete der Gefragte: »Seit Guo Min zum Gouverneur von Bin Ning ernannt wurde, hat es günstige und ungünstige Bemerkungen gegeben.« Überrascht erwiderte der Kaiser: »Aber Guo Min, der Onkel meines Vaters und meiner Mutter, ist ein Beamter, der noch nie Fehler begangen hat. Ich habe ihn nach Bin Ning versetzt, damit er die Hauptstadt schütze. Ich verstehe nicht, wie man eine solche Ernennung kritisieren kann.« – »Alle geben zu, daß Guo Min viele Verdienste erworben hat und völlig zu Recht zum Gouverneur ernannt worden ist. Aber man sagt auch, daß er, um sich diese Ernennung zu sichern, zwei seiner Töchter an den Hof geschickt und sie dem Kaiser zum Geschenk gemacht habe. Ist das wahr?« – »Diese zwei Mädchen«, erwiderte der Kaiser gelassen, »sind anläßlich seines Besuches bei der Kaiserinmutter in den Palast gekommen, und sie sind dort als Gesellschafterinnen geblieben. Guo Min hat sie nicht mir geschenkt!« – »Das mag die Wahrheit sein«, bemerkte der weise Liu Gonquan, »aber wenn einer ein Melonenfeld betritt oder sich unter einen Aprikosenbaum stellt, wird er sofort verdächtigt.« Aus dieser Episode entstand ein Sprichwort, welches in der berühmten Ballade des Dichters Ping Diao bekannt geworden ist: »Ziehe deine Schuhe nicht in einem Melonenfeld an und rücke deinen Hut nicht unter einem Aprikosenbaum zurecht.«

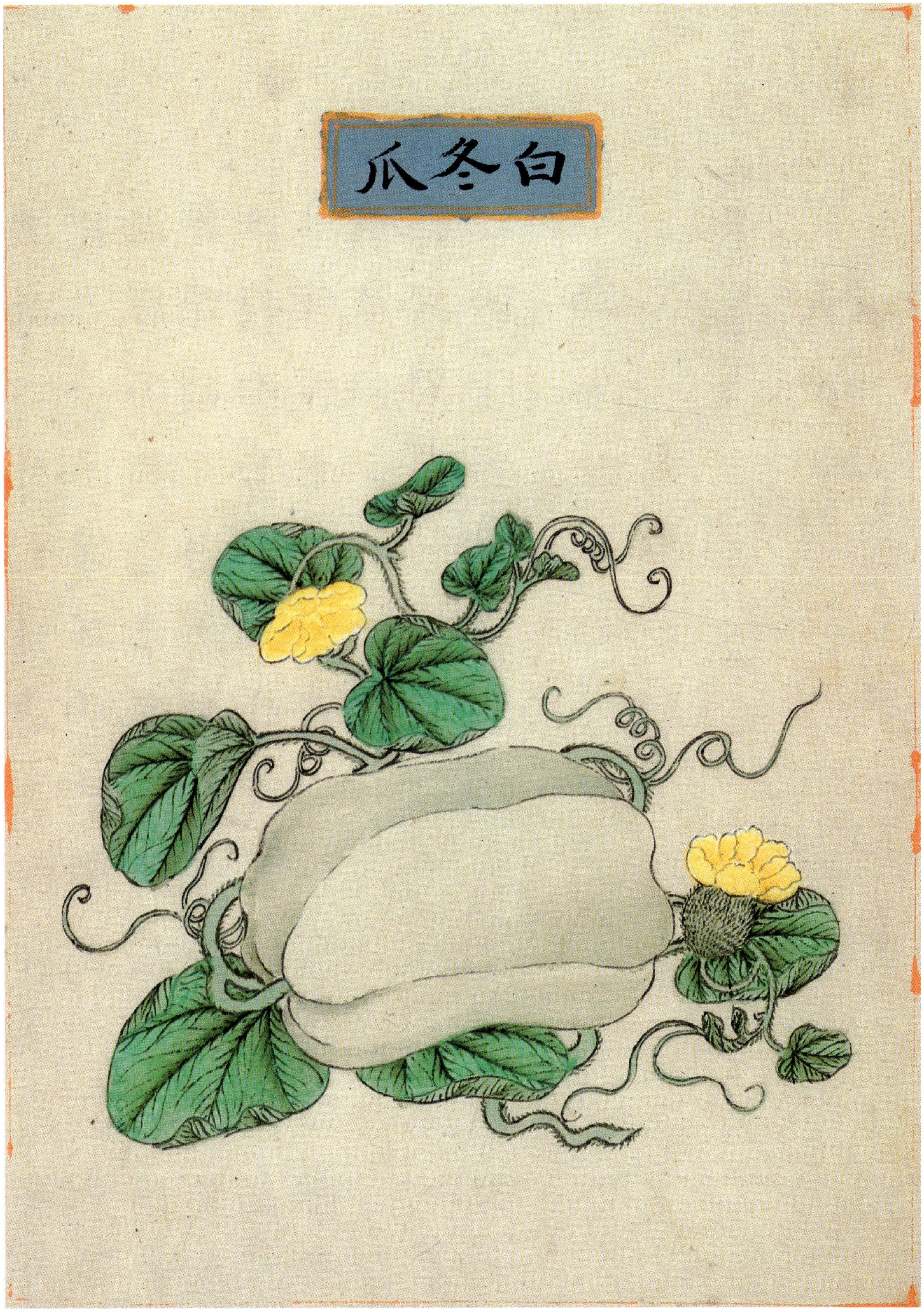
白冬瓜

白冬瓜

Melone
(Bai dong gua)

白瓜子

Samen der Wintermelone (Bai gua zi), wörtlich »Samen der weißen Melone«. »Dong gua« (Wintermelone) und »Bai gua« (Weiße Melone) bezeichnen die gleiche Pflanze, deren Samen medizinische Verwendung finden.

蔓生

Kriechend (Man sheng). Dieser Ausdruck bezieht sich auf die Verbreitung der Pflanze. Ihre aus den Blattachseln wachsenden Ranken heften sich an alles, was ihnen begegnet.

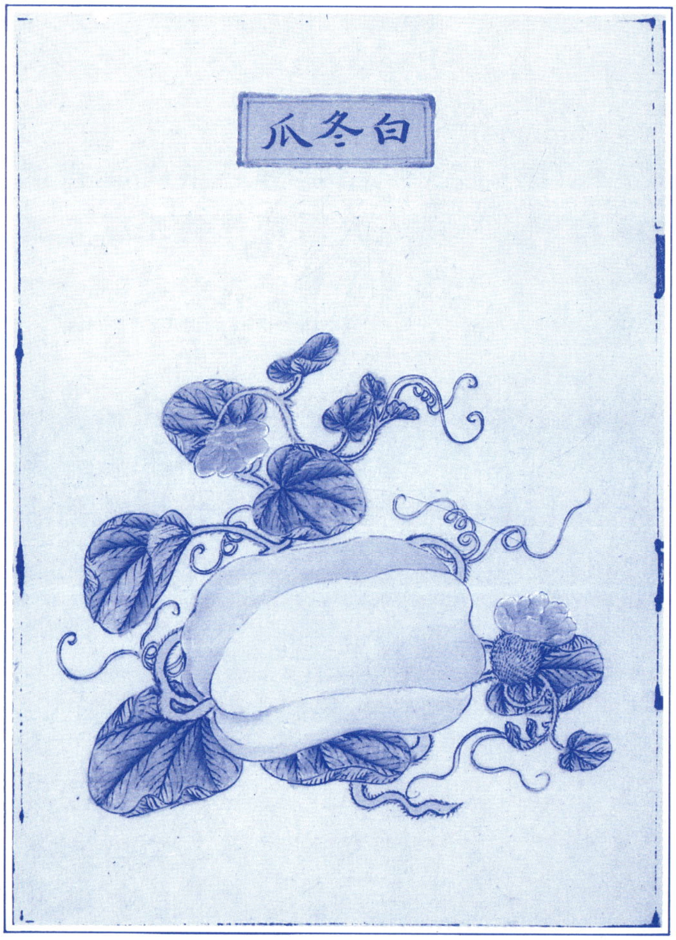

菜之走

Die kletternden Teile der Pflanze (Cai zhi zou). (Das Kaiserliche Ben Cao ordnet die Wintermelone in die Gruppe der »Gemüse, Gewürzkräuter« ein.) Das dritte Schriftzeichen weist auf den in der Medizin verwendeten Teil hin. Außer den Samen benutzt man noch die Blätter und die Frucht, die gemäß den alten Texten als eine Verdickung des Stammes angesehen wird.

Die Cucurbitaceae bilden eine große Familie mit über 60 Gattungen und 700 Arten, die alle aus warmen Ländern stammen. Es sind krautartige oder kletternde Pflanzen mit Rankreben. Viele werden als Obst oder Gemüse angebaut, andere zur Ölgewinnung oder zur pharmazeutischen Verwendung, wieder andere sind reine Zierpflanzen.
Schon in früheren Zeiten waren die Melonen hochgeschätzt: Aus archäologischen Funden weiß man, daß schon prähistorische Völkerschaften sie angebaut haben und sich größtenteils auch davon ernährten. Einige Arten der Kürbisgewächse sind schon in den alten chinesischen Arzneibüchern erwähnt, so die Benincasa cerifera von der Art Hispida, die bei den Chinesen auch »Wintermelone« heißt, weil sie im Winter reift.
Im »Illustrierten Ben Cao« (1062) zitiert Su Song viele antike Autoren und faßt zusammen: »Die normale Wintermelone hat eine dicke Schale, bedeckt mit spärlichem Flaum. Zuerst ist sie hellgrün, nach dem Frost wird sie weißlich. Die Leute bewahren die Melonen an einem kühlen Ort auf, wo sie sich das ganze Jahr lang halten. Man verwendet sie als Obst und Gemüse. Aus der aufgeschnittenen Melone nimmt man die Samenkerne heraus, wäscht sie sorgfältig, läßt sie trocknen, schält sie und gebraucht das Innere.« Li Shizhen (1518–1593) fügt hinzu: »Die junge Wintermelone ist grün und behaart, im gereiften Zustand wird sie dunkelgrün und scheint wie von Staub bedeckt. Die Schale ist hart und dick, das Fleisch weiß und ähnelt in Farbe und Konsistenz der Baumwolle. Es kann beim Wäschewaschen zum Abreiben benutzt werden. Nach dem Frost wird das Fleisch wie Gemüse gekocht oder kandiert. Auch die Samen sind eßbar, sei es als Gemüse oder als Trockenobst.«
In der chinesischen Volksmedizin wird die Melone mit all ihren Teilen benutzt: Das Fleisch dient als Gesichtsreinigungscreme, um brennenden Durst zu löschen, als harntreibendes und erfrischendes Mittel. Die Samen beseitigen Furunkel und schwarze Hautflecken, verleihen eine schöne Gesichtsfarbe und glätten die Falten. Die Schale absorbiert Ödeme, die Blätter lindern die Folgen von Insektenstichen und lassen Abszesse abheilen. Die Rebschößlinge verwendet man gegen Krätze und Hautgeschwüre.
Aber auch im Haushalt findet die Melone Verwendung. Die Reben röstet man, zermahlt sie zu Pulver und putzt damit Kupfer oder entfernt damit den Rost von Eisenteilen.
Die Melone hat auch in viele chinesische Sprichwörter Eingang gefunden: »Das wird sich regeln, wenn die Melonen reif sind« entspricht unserem »Kommt Zeit, kommt Rat«. Wenn einer die Suppe auslöffeln soll, die er sich eingebrockt hat, sagt der Chinese: »Wer Melonen sät, wird Melonen ernten.« Die Redensart »Wenn die Melone reif ist, fällt sie von selbst ab« bedeutet wohl, daß manchmal alle Anstrengungen nicht zum gewollten Ergebnis führen, wenn noch nicht der richtige Zeitpunkt dafür gekommen ist.

Falten im Gesicht

Geschälte Samen der weißen Melone: 5 Liang
Getrockente Pfirsichblüten: 4 Liang
Rinde der weißen Pappel: 2 Liang
Alle Bestandteile werden zu feinem Pulver zermahlen, ein Löffel davon in etwas Tee geschüttet und dreimal täglich nach den Mahlzeiten getrunken. Regeneriert und verjüngt die Gesichtshaut.

Lungenabszess

Wurzel von Phragmites communis (Schilfrohr): 40 g
Samen von Coix Lacrima jobi (Tränengras): 20 g
Samen von Prunus persica (Pfirsich): 50 Stück
Samen von Benincasa hispida (Melone): 20 g
Die Wurzeln des Phragmites communis werden in 10 Liter Wasser so lange gekocht, bis noch 5 Liter übrig sind, dann wird das Ganze gefiltert. Jetzt gibt man die anderen Zutaten dazu und läßt sie so lange kochen, bis noch 2 Liter Flüssigkeit übrig sind. 1 Liter trinke man davon als erste Dosis.
Nach der zweiten Dosis wird der Kranke geheilt sein.
Dieses Rezept steht in der »Synopse der Verschreibungen der Goldenen Kammer« von Zhang Zhongjin (150–219) und wird für die Heilung von Lungenabszessen empfohlen, die mit Husten, leichtem Fieber, Unruhe und Schuppenbildung der Brusthaut einhergehen.

Sprichwörter

»Kein Melonenverkäufer schreit: Bittere Melonen! Kein Weinverkäufer wird jemals sagen: Mein Wein ist sauer.«

Eine Familie mit vielen Kindern wird verglichen mit »einer Melone, die jedesmal Früchte trägt, wenn die Rankreben wachsen«.

KIEFER

Pinus massoniana

»Zhao Qu, einer meiner fernen Vorfahren, litt jahrelang unter einer Hautkrankheit. Als sein Zustand besorgniserregend wurde, trugen ihn seine Verwandten in eine Grotte mitten im Wald und ließen ihn dort zurück. Einen Monat lang stöhnte der arme Alte, weinte und klagte. Da hörte ihn ein vorübergehender Einsiedler. Er betrat die Grotte, untersuchte den Kranken und gab ihm in einem Säckchen ein Arzneimittel. Dieses Heilmittel nahm der alte Mann mehr als hundert Tage lang, und dann war seine Haut vollkommen ausgeheilt. Er sah kerngesund aus und hatte einen glatten, frischen Teint. Als der Einsiedler zurückkam, dankte der Alte seinem Lebensretter von ganzem Herzen. Er fragte auch nach dem Rezept dieses wunderbaren Mittels. Der Einsiedler antwortete: ›Aber es ist nichts anderes als Kiefernharz! In den Bergwäldern findet man mehr als genug davon. Wenn man das herausgetropfte Harz jeden Tag einnimmt, wird man unsterblich.‹

Der Alte kehrte nach Hause zurück. Keinen Tag vergaß er, das Heilmittel zu nehmen. Er war schlank und voller Kraft und konnte so weit gehen, wie er wollte, und tun, was ihm gefiel, ohne zu ermüden. Obwohl er nun schon über hundert Jahre alt war, besaß er noch alle Zähne und hatte nicht ein einziges weißes Haar. Eines abends, er lag schon im Bett, fiel ein merkwürdiges Licht in sein Zimmer herein. Aus einer glänzenden Kugel stiegen wunderschöne Mädchen heraus und tanzten und sangen. Am nächsten Tag kehrte der Alte in die Berge zurück und wurde zu einer Schutzgottheit der Erde.«

(Diese Erzählung stammt aus einem Gedicht von Ge Hong, auch bekannt unter dem Namen Ge Zhichuan (281–341). Der Autor hatte dieses Gedicht einer Abhandlung beigefügt, die unter dem Titel »Bai Pu Zhi« Themen der Alchimie, Diätkunde und Magie behandelt.)

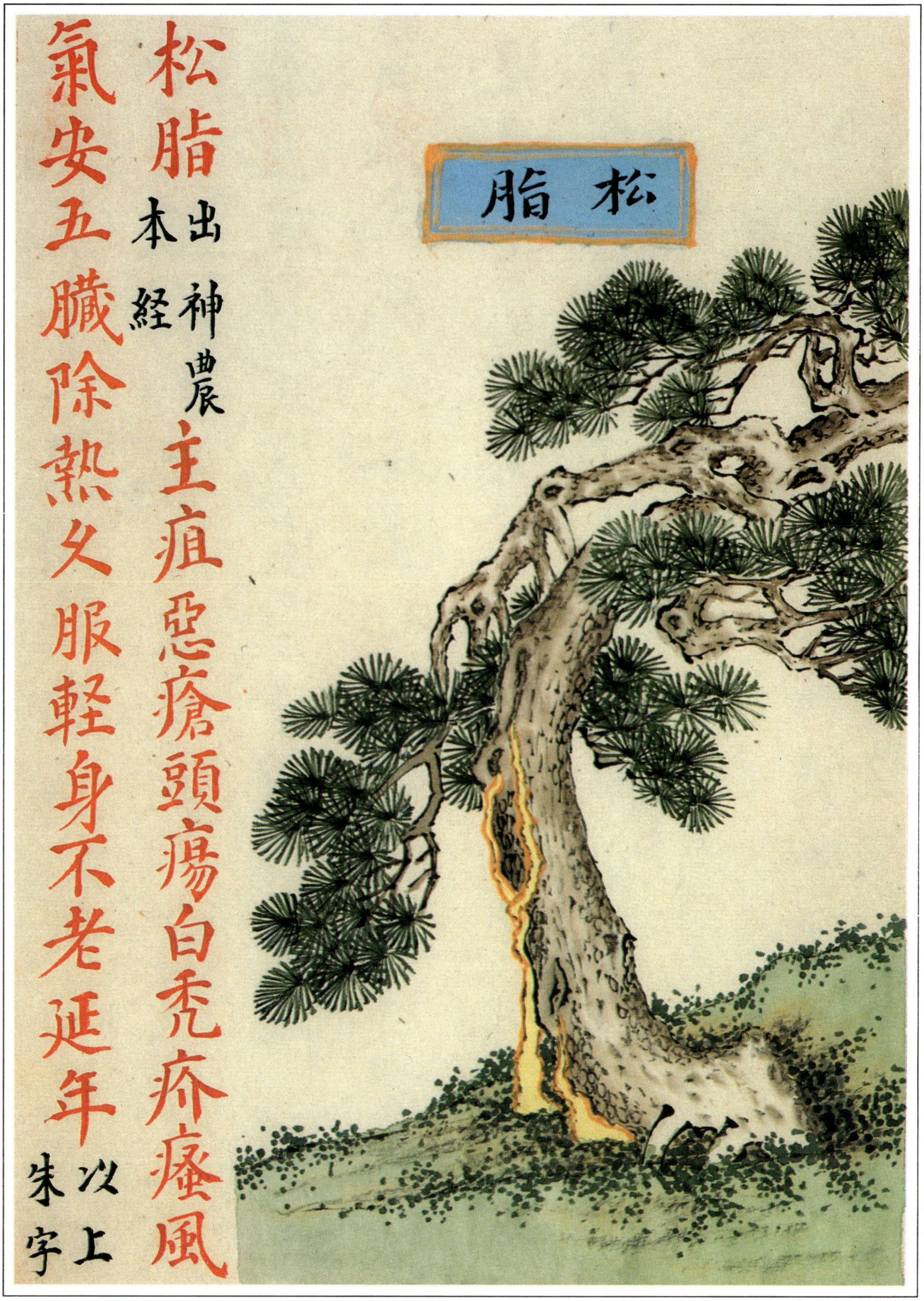
松脂
松脂出神農本経主疽惡瘡頭瘍白禿疥瘙風
氣安五臟除熱久服軽身不老延年
以上朱字

松脂

Kiefernharz
(Song zhi)

出神農本經

Aus dem »Ben Cao des Shen Nong«

以上朱字

Der Text oben, in roten Zeichen, stammt aus dem »Ben Cao des Shen Nong«.

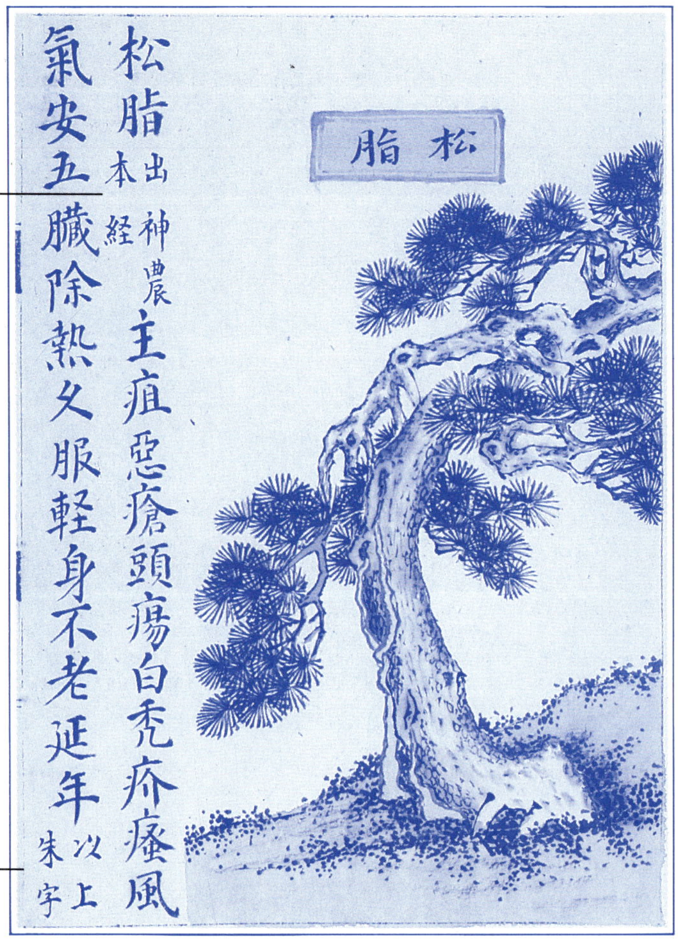

Heilt tiefe Geschwüre und Wunden, Schorf auf der Kopfhaut, Krätze, die vom »Wind« verursacht wurde. Beruhigt die fünf Eingeweide und senkt das Fieber. Über längere Zeit hinweg eingenommen, erhält es jung und schlank und verlängert das Leben.

Kiefer

Schwerhörigkeit

Man nehme 3 Liang Kiefernharz und 1 Liang Samen des Prachtblattstrauchs, vermische das Ganze und forme Pillen daraus. Zweimal pro Tag nehme man eine Pille in Mull gewickelt und stecke sie in das Ohr. Dies heilt die Schwerhörigkeit.

Sprichwort

»Kiefer und Fichte lassen als letzte die Blätter fallen.« Rechtschaffenheit beweist sich unter widrigen Umständen.

Aus der Familie der Pinaceae ist die Kiefer mit über 120 Arten die umfangreichste Gruppe. Im Kaiserlichen Ben Cao wird von der Pinus massoniana gesprochen, und diese Kiefer ist es, die jenes »Wundermittel« aus dem Gedicht des Ge Hong produziert und das zu den Zeiten seiner Vorfahren eine wahre Schatzsuche ausgelöst haben muß.

Die Formel zur Destillation des Harzes der Unsterblichkeit steht im »Illustrierten Ben Cao« des Su Song: »Man benutze einen großen Metalltopf, in den man Wasser und einen Behälter aus Ton gibt. Den Boden des Behälters bedeckt man mit Imperata cylindrica (eine Grasart), darüber kommt eine Schicht gelben Sandes. Darauf legt man das Kiefernharz, welches man nun über einem Feuer aus Weidenholz zum Kochen bringt. Während des Kochens gibt man immer wieder Wasser dazu. Man läßt es so lange kochen, bis sich das ganze Harz auf dem Boden des Behälters gesammelt hat. Dann schütte man das flüssige Harz in einen anderen Behälter mit kaltem Wasser und lasse es gerinnen. Diesen Arbeitsgang wiederhole man dreimal, bis man ein Harz so weiß wie Jade erhält.«

Für Li Shizhen ist das Harz die »wertvollste Substanz der Kiefer. Wenn es zu Boden fällt, wird es nach Tausenden von Jahren zu Bernstein. Das Harz läßt einen den Hunger besser ertragen und verleiht ein langes Leben.« »Das Harz, welches allein in Klumpen am Baum gerinnt«, so Ge Hong, »ist das beste. Aber wenn in der Wurzel am Fuße des Baumes eine Wunde ist, von der Sonne geschützt, entsteht das beste Harz, welches nach tausend Jahren zu Bernstein wird.«

Das Harz dient auch noch als Zahnpasta zur Kräftigung des Zahnfleiches. Ein Rezept von Su Dongpo: »In feine Gaze kommt etwas Harz. Es wird in Wasser gekocht. Man schöpfe das an der Oberfläche schwimmende Harz ab, schütte es in kaltes Wasser, damit es fest wird. Fein zermahlen wird es mit Pulver von Holzschwämmchen vermischt. Damit putzt man sich die Zähne.«

Die zarten Zweige der Kiefer, zermahlen und mit chinesischem Wein getrunken, lindern Gliederschmerzen. Die Nadeln heilen verschiedene Hautkrankheiten und Krätze und fördern den Haarwuchs. Die Blüten steigern die Lebenskraft. Das weiße Holz unter der Rinde vertreibt die Müdigkeit und erhöht die Energie. Die Rinde, bei den Chinesen »braune Drachenhaut« genannt, stillt Blutungen, schließt Wunden und beschleunigt die Erneuerung des Gewebes.

In seinen »Annalen« erwähnt Konfuzius die Kiefer sehr häufig. Seine Langlebigkeit, so der Meister, verdankt dieser Baum seiner Festigkeit: »Da er sich nicht bewegt, verlängert er sein Leben.« In Kunst und Literatur symbolisiert die Kiefer das lange Leben.

In einem alten Palast stehen auf zwei rot lackierten Holztafeln in goldenen Buchstaben die folgenden zwei Zeilen:
»In den Orchideen spiegelt sich die Natur des edlen Menschen.
In Kiefer und Zypresse erkennen wir das Wesen der alten Weisen.«

WASSERLINSE

Spirodela

»Grün ist das Wasser, wie glänzt die Sonne im Herbst.
Über den südlichen See breiten Wasserlinsen sich aus.
Aufblüht der Lotus, als wollte er sprechen.
Zurück weicht der Ruderer.«

(Li Bo [Li Bai], »Gesang auf dem grünen Wasser«)

»Unter dem fallenden Regen treffen von neuem sich
die Wasserlinsen.
Frösche quaken von allen vier Seiten im Chor.
Wie ein Traum rasch entschwunden die Apfelblüten,
Fast schon kann man die ersten Pflaumen genießen.
Ruhig trag' ich das Heu, an dem Stocke befestigt.
Gehe zur einsamen Stunde dort an der Schaukel vorbei,
Wo an den Frühling erinnernd
Nur noch die Pfingstrosen blühn.
Verfallen der Pavillon oben,
Im Teiche die Fische.
Dunkelheit steigt jetzt herab von den Bergen,
Und die Wiesen duften nach Frühling im Wind.
Schweigend steht die Brücke am Marktplatz,
Seinen Schatten wirft am Kloster der Bambus.
Störche haben sich eingefunden,
Woher, das weiß niemand,
Und füllen spätabends die Luft
Mit ihrem schrillen Geschrei.«

(Su Shi, »Gedicht«)

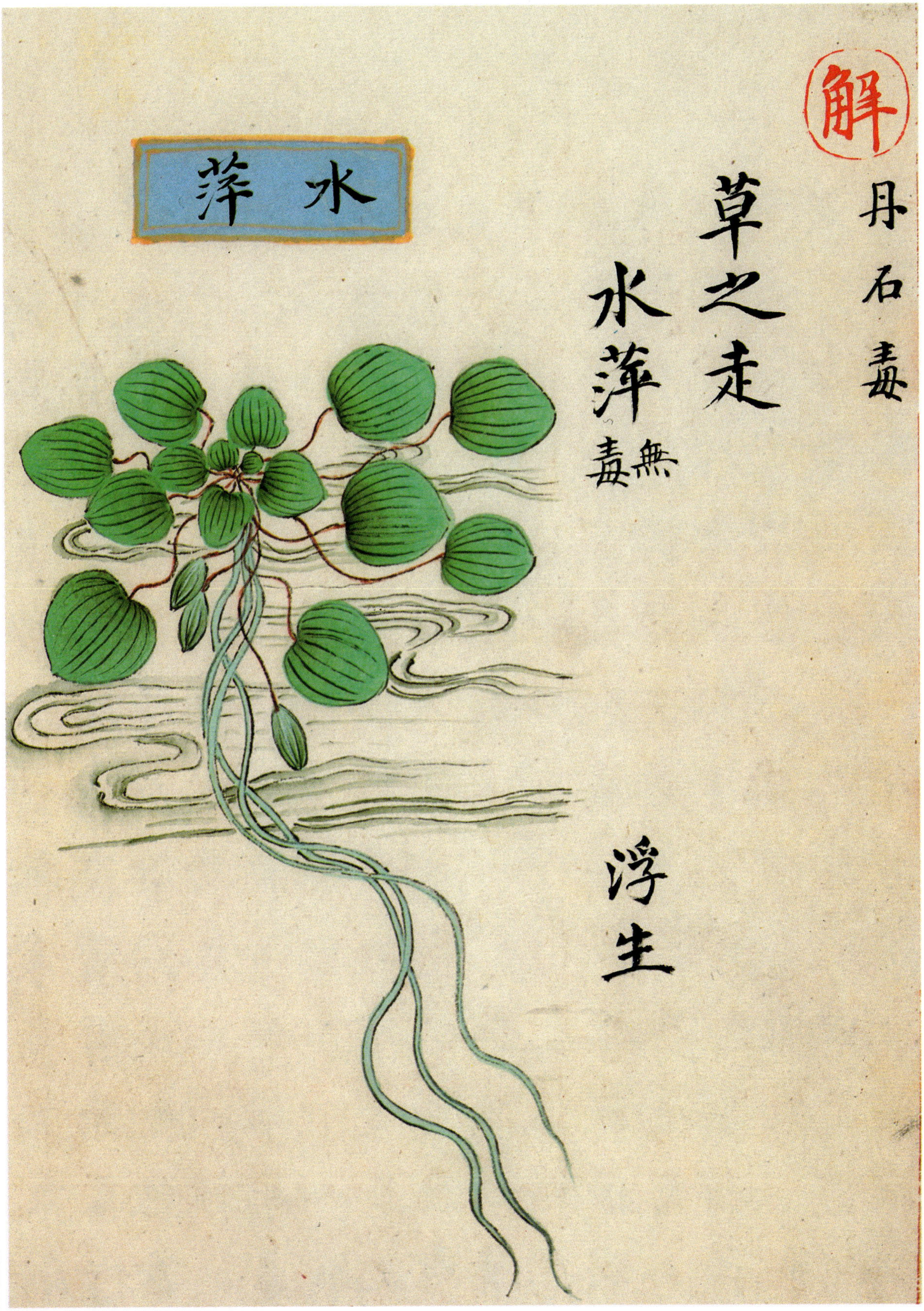
水萍
解
丹石毒
草之走
水萍
無毒
浮生

水萍

Wasserlinse
(Shui ping)

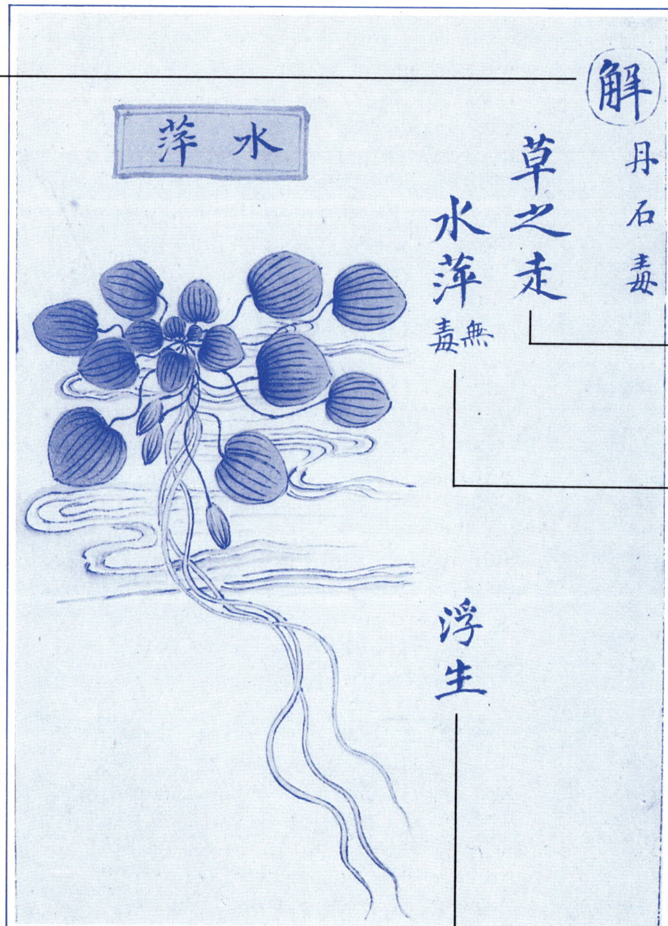

解
丹
石
毒

Dieser Text bezieht sich nicht auf die Tafel, sondern auf einen anderen Gegenstand des Ben Cao.

草之走

Der schwimmende Teil der Pflanze (Cao zhi zhou)

無毒

Nicht giftig (Wu du)

浮生

Wächst auf dem Wasser
(Fu sheng)

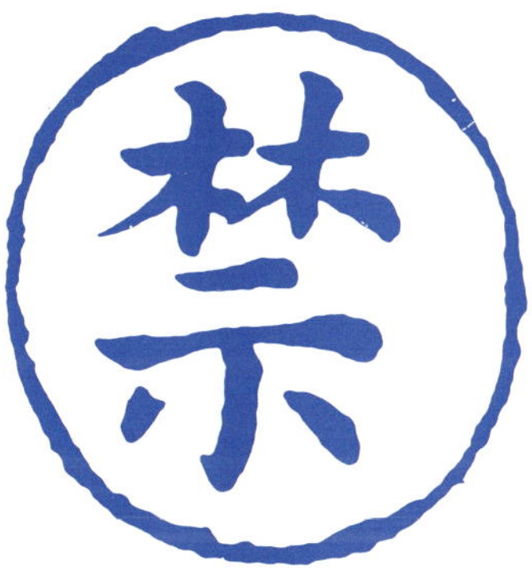

Masern
Man sammle Blätter, deren untere Seite von purpurner Farbe ist, läßt sie trocknen und zerstößt sie zu Pulver. Zusammen mit Honig formt man die Pillen von der Größe von Schleudergeschossen. Man nehme eine Pille auf einmal mit etwas Wein. Wer die Kur bis zu hundert Pillen ausdehnt, wird lange leben.

Sprichwort
»Wie die umherirrenden Blätter der Wasserlinse.«
Ein zufälliges Treffen, das sich aber für die einander zuvor unbekannten Personen als sehr günstig erweist.

Die Wasserlinse gehört zur Familie der Lemnaceae, aus dem griechischen »lemna«: Sumpfpflanze. Der chinesische Name »Shui ping« hingegen bedeutet »flach auf dem Wasser schwimmende Pflanze«. Es handelt sich um eine mehrjährige Wasserpflanze mit spärlichen Hängewurzeln und grünen, schwimmenden Blättchen, die sich durch Sprossen vermehren. Die winzigen Blüten unter den Blättern sind kaum zu erkennen. Die Frucht ähnelt einem kleinen Schlauch, in dem winzige Samen liegen.
Fossile Abdrücke dieser Pflanze gibt es schon aus dem Tertiär, und Theophrastos erwähnt sie in seiner »Pflanzengeschichte«. Im Herbst läßt die Pflanze ihre Knollen und Wurzeln auf den Grund des Teiches sinken, um dort in der Wärme zu überwintern. Zu Beginn des Frühlings treibt die Pflanze wieder an die Oberfläche, und das Leben beginnt erneut. In Li Shizhens »Ben cao gang mu« von 1590 findet sich eine Erzählung über die Wasserlinse, die auch schon im Kaiserlichen Ben Cao von 1505 steht:
Während der Zeit der Song-Dynastie (960–1279) fand man in der Nähe der Hauptstadt Kaifeng eine Stele aus Stein, deren Inschrift im alten Stil »Da zhuan« gehalten war. Der Text stammte aus dem Sanskrit, ein Gedicht, das niemand lesen konnte. Doch ein buddhistischer Mönch namens Li Lingsu fand heraus, daß es sich um ein medizinisches Rezept für ein Mittel gegen die vom »Wind« verursachten Krankheiten handelte. Das Gedicht »Die Pille gegen den Wind« lautet:

»Im Himmel wächst eine magische Pflanze
Ohne Wurzeln und ohne Stiel.
Sie gibt's nicht an Stränden und nicht in den Bergen,
Dem Westwind folgt sie und ihre Samen,
Sanft schwimmend, grün, grün,
Auf der Oberfläche des Wassers.
Nur ein Stück dieser göttlichen Pflanze
Endet Schmerzen und tödliche Leiden.
Im siebten Monat wird sie geerntet
Und alle Übel des Windes werden geheilt.
Drei Pillen zusammen mit Sojawein,
Weder Gold noch Jade noch Eisen
Können das Schwitzen des Kopfes verhindern.«

Dieses Rezept war so beliebt, daß die Bauern es während der Ernte als Lied sangen.
Die Heilmittelkunde kennt nur wenige Rezepte mit Wasserlinsen. Das Kaiserliche Ben Cao empfiehlt sie gegen Kahlköpfigkeit, zur Förderung der Schweißabsonderung, gegen alle vom »Wind« verursachten Krankheiten und zur Entwässerung. In all diesen Fällen läßt man die ganze Pflanze trocknen, zerreibt sie zu Pulver und nimmt sie mit chinesischem Wein oder als Pille ein.

PFINGSTROSE

Ranunculaceae (Paeoniaceae)

Während der Tang-Dynastie (618–907) regierte einmal eine ungewöhnliche Monarchin, Wu Zetian (625–705), die erste und einzige Frau in China, die Kaiserin geworden ist. Mit nur zwölf Jahren kam sie in den Palast, als Konkubine fünften Grades des Kaisers Tai Zong (626–649), und wurde später Lieblingskonkubine seines Sohnes und Nachfolgers Gao Zong (649–683). Nach dessen Tod übte sie unangefochten die Macht aus bis zum Jahre 705, als sie abdankte und sich in ein buddhistisches Kloster zurückzog, wo sie auch starb. Obwohl diese Herrscherin herausragende Eigenschaften besaß und den Staat vorbildlich führte, wird sie in der offiziellen Geschichtsschreibung übergangen, vielleicht weil sie eine Frau war oder womöglich auch wegen ihres nicht gerade beispielhaften Privatlebens. Um sie herum haben sich zahllose Legenden gebildet, deren eine die Pfingstrose betrifft.

Eines Tages soll die Kaiserin Wu Zetian befohlen haben: »Ich will, daß alle Blumen in voller Blüte stehen!« Es war Winter und der Schnee lag hoch. Alle Blumen gehorchten, nur die Pfingstrose nicht. Sie wurde daher aus der Hauptstadt Chang'an (dem heutigen Xi'an) vertrieben und nach Luoyang verbannt.

Doch dort wuchs die Pflanze zu einer so prachtvollen Blume heran, daß sie zur »Nationalblume« wurde. »Die Pfingstrosen aus Luoyang«, sagen die Chinesen, »sind die schönsten unter dem Himmel« – und die teuersten. Bo Juyi (Bai Juyi), der die Blumen liebte und die Sitten und Gebräuche geißelte, schrieb:

»Zum Markte kam ein alter Bauer,
Seufzend schüttelte er den Kopf,
Keiner wußte, warum.
Es schmerzte ihn, daß ein Strauß
Roter Pfingstrosen soviel kostete
Wie die Steuern von zehn Bauernfamilien.«

木之木

牡丹　無毒

植生

滁州牡丹

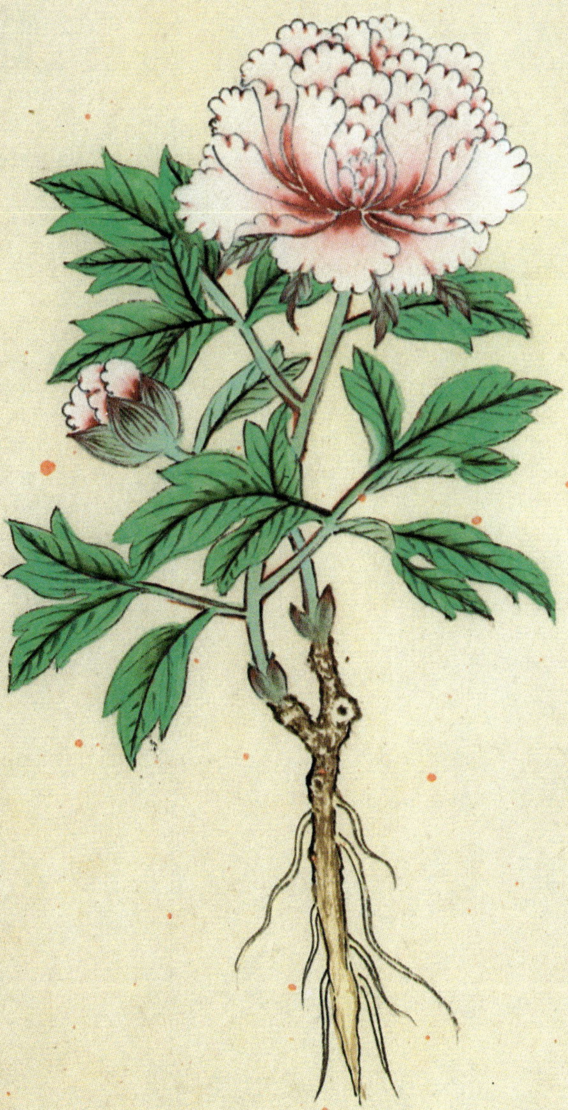

牡丹　出神農本經

主寒熱中風瘈音契瘲音縱痓驚癇邪氣除癥堅瘀血留舍腸胃安五臟療

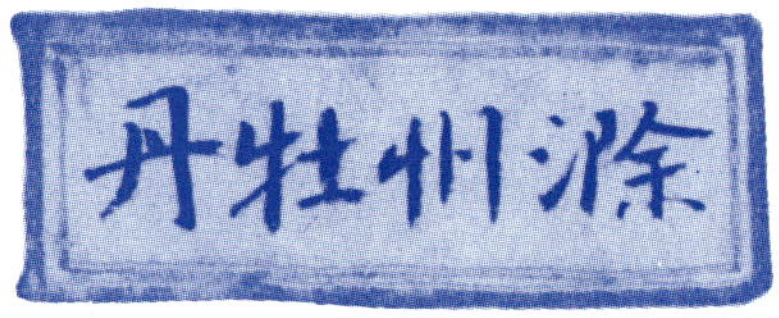

Paeonie aus Chu Zhou
(Chu Zhou mu dan)

木之木

Holz des Baumes
(Mu zhi mu)

出神農
本經

Aus dem »Ben Cao
des Shen Nong«

無毒

Nicht giftig (Wu du)

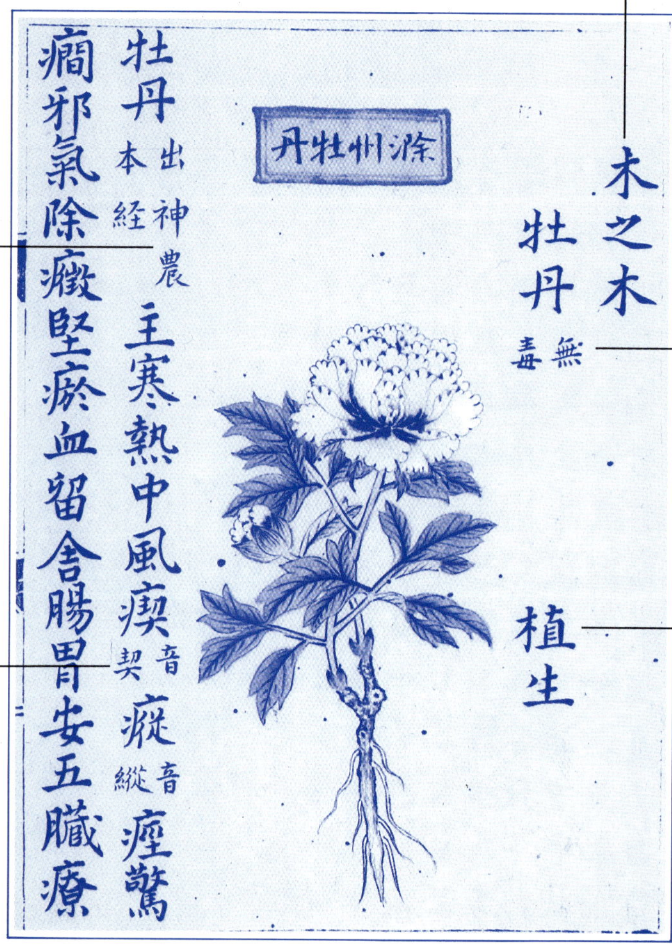

植生

Zum Anbau geeignet
(Zhi sheng)

音契

Wird »qi« ausgesprochen.
(Es handelt sich um eine Anmerkung, die dem Leser helfen soll, das Schriftzeichen richtig auszusprechen.)

Heilt Fieber, Schüttelfrost, Kälteschock, chronische Krampfleiden und Epilepsie bei Kindern, die durch andere Krankheiten oder Erschrecken verursacht werden. Entfernt Blutklumpen aus Magen und Darm. Beruhigt die fünf Eingeweide. Heilt Furunkel.

Drüsenentzündung

Wurzelrinde der Paeonia moutan
Wurzel der Ledebouriella seseloides
Man nehme von beiden Substanzen eine gleiche Menge und zermahle sie zu feinem Pulver. Für die Zubereitung einer Dosis gebe man 2 Qian in ein Schälchen chinesischen Weins. Das Mittel heilt die Entzündung und Schwellung der männlichen Genitalien.

Sprichwort

»Eine prachtvolle Blume paßt nicht ins Haar einer alten Dame.«
Nicht alles steht jedem gleich gut.

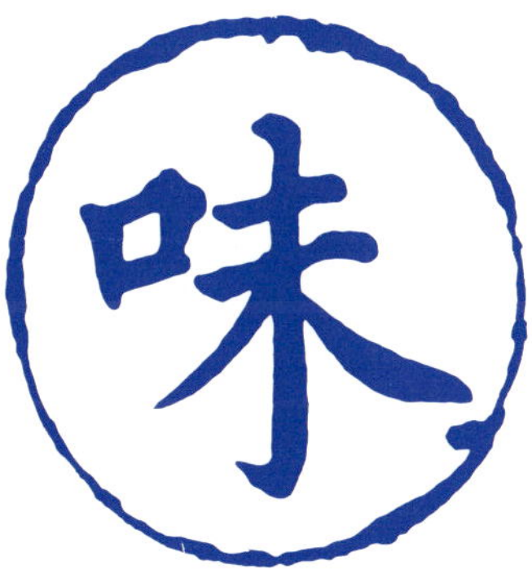

Der Name der Pfingstrose, Paeonie, kommt wahrscheinlich aus dem griechischen »paionos«: heilsam. In Europa findet man im allgemeinen die Paeonia officinalis, auch Bauernpfingstrose, die für die Heilmittelkunde bedeutsam ist.

Die Pfingstrosen in unseren Gärten kommen fast alle aus Asien und stammen von den beiden Arten Paeonia albiflora und Paeonia arborea ab. Die letztgenannte ist in China und Tibet heimisch. Es handelt sich bei ihr um eine strauchig verholzte Pflanze, die ihr Laub abwirft, sehr auffallende Blüten voller Blütenblätter hat und ähnlich wie Rosen duftet.

Für die Chinesen ist die Pfingstrose die »Königin der Blumen« (Hua wang) oder auch die »Blume des Reichtums und der Ehre« (Fu gui hua) beziehungsweise die »Blume aus Luoyang« (Luoyang hua). In jener Gegend hat sie nämlich ideale Lebensbedingungen gefunden und sich zu den schönsten Exemplaren entwickelt: jadeweiß, leuchtend gelb und scharlachrot. Der Name »Paeonia moutan« kommt vom chinesischen »mu dan« (scharlachrot, männlich) und wird unter diesem Namen im Kaiserlichen Ben Cao verwendet.

Die Blume steht für die weibliche Schönheit, die Liebe und den Frühling. Sie ist das Sinnbild des lebhaften, schönen Mädchens. In der Malerei werden die vier Jahreszeiten durch die Pfingstrose, den Lotus, die Chrysantheme und den Pflaumenbaum dargestellt. Fügt man noch den Hibiscus hinzu, bedeutet es wachsenden Reichtum und Hochschätzung. Zusammen mit einem Pfirsichzweig oder einer Kiefer ist die Pfingstrose ein gutes Omen für langes Leben, Reichtum und Ruhm. Die Bauern halten sie auch für einen Glücksbringer. Trägt die Pfingstrose leuchtend grüne Blätter und prächtige Blüten, dann, so meinen sie, wird alles gutgehen. Wenn allerdings die Pflanze ihre Farbe verliert und die Blüten klein und kümmerlich wachsen oder gar verwelken, dann sollte sich der Besitzer gegen Armut und Unglück wappnen.

Die »Privaten Aufzeichnungen berühmter Ärzte« geben an, daß die Rinde der Pfingstrosenwurzel »Kopfweh und Hitzeschäden sowie die Auswirkungen der fünf Ursachen der Müdigkeit beseitigt. Die Ursachen sind: schauen, lange liegen, lange sitzen, lange auf den Beinen stehen oder weit gehen. Migräne und Hexenschuß werden gelindert, soweit sie aus Überanstrengung resultieren.« Das »Illustrierte Ben Cao« präzisiert, daß »die Pfingstrose, die zur Herstellung von Heilmitteln dient, in ihrem natürlichen Zustand sein muß. Sie hat nur fünf oder sechs Blütenblätter. Ihr Stiel ist hart und trocken, außen schwarz und innen weiß.« Sie ist unter dem Namen »Bergpfingstrose« bekannt und äußerst kostbar. »Wird diese Pflanze im Garten angebaut, wird ihre Blüte größer und schöner, doch verliert ihre Wurzel die heilenden Eigenschaften.«

Außer der Rinde werden auch noch die Wurzeln und Blüten verwendet, um Herzjagen, extreme Gemütsbewegungen, Keuchhusten, Epilepsie und die Entzündungen der Genitalien zu heilen.

ORANGENBAUM

Citrus reticulata

Auf dem Markt gab es einen Obsthändler, dessen Apfelsinen immer so schön waren, daß man den Eindruck hatte, sie hielten ein ganzes Jahr. Sie glänzten wie Gold und ihre Schale war so glatt wie Jade. Wenn man sie aber öffnete, glich ihr Inneres verdorrter Watte. Eines Tages fragte ein verärgerter Kunde den Händler, warum er die Leute so zu täuschen suche. Lächelnd antwortete ihm dieser: »Bin ich vielleicht der einzige Betrüger auf dieser Welt? Aber nein, es gibt ja so viele! Sie tragen die Brust voller Orden, sitzen aber in ihren von Leopardenfell ausgekleideten Sesseln. Könnten sie wirklich eine Schlacht führen? Und diese hohen Beamten mit ihren schwarzseidenen Käppchen und Jadegürteln, sind sie wirklich fähig, ein Land zu führen? Sie tun doch überhaupt nichts für das arme leidende Volk. Nichts unternehmen sie, um die Ungerechtigkeiten der unteren Stellen abzustellen. Das sind doch nur nutzlose Gesellen, die ihren Reis ganz unverdienterweise verzehren, wofür die Bauern schwer schuften müssen. Sehen nicht auch sie aus wie Gold und Jade und sind im Innern doch nur verdorrte Watte? Warum legst du dich nur mit mir armem Obsthändler an und nicht mit jenen, von denen ich gesprochen habe?«

Diese chinesische Version unseres Sprichwortes »Es ist nicht alles Gold, was glänzt« findet sich in den »Gesammelten Werken des Grafen der Redlichkeit«, geschrieben von Liu Ji (1311–1375), Minister des Kaisers Tai Zu, des Begründers der Ming-Dynastie (1368–1644).

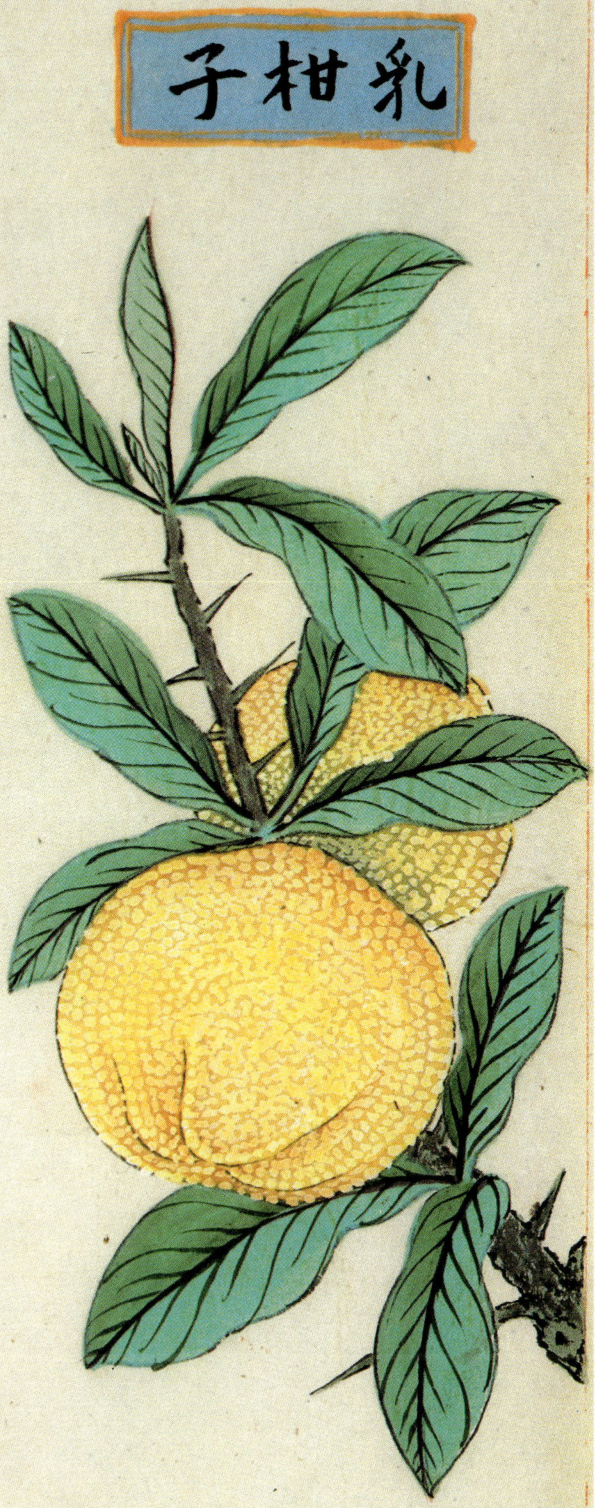

乳柑子主利腸胃中熱毒止暴渴利小便

名醫所錄

苗

圖經曰樹若橘樹其實亦類橘而圓大皮色生青熟黃赤未經霜時尤酸霜後甚甜故名柑子又有沙柑青柑山柑體性相類惟山柑皮療咽痛餘

乳柑子

Weiche Apfelsine (Ru gan zi)

苗

Sprößling (Miao)

名醫所錄

Aus den »Privaten Aufzeichnungen berühmter Ärzte«

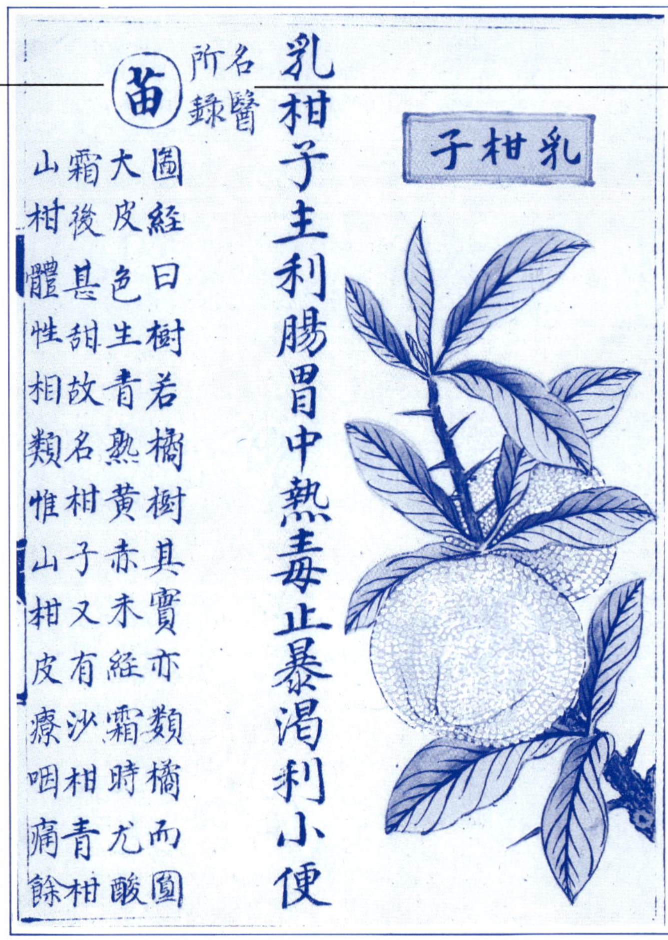

Aus dem »Illustrierten Ben Cao« (Tu jing ben cao). Der Baum ähnelt dem Mandarinenbaum, ebenso die Frucht, nur ist sie größer und runder. Solange die Schale noch grün ist, schmeckt sie herb. Die goldgelbe Farbe erhält sie beim Reifen. Zunächst ist sie herb und hart, später sehr süß. Daher auch die chinesischen Schriftzeichen, zum Beispiel »Sha gan« (rauhe Orange), »Qing gan« (grüne Orange) und »Shan gan« (Bergorange). Sie sind sich in ihren Eigenschaften alle sehr ähnlich. Die Schale der »Sha gan« heilt auf jeden Fall das Halsweh.

Eine Apfelsine mit weicher Schale heilt die schädlichen Einwirkungen der »warmen Eigenschaften« auf Magen und Darm, beruhigt plötzliches Durstgefühl und erleichtert das Wasserlassen.

Orangenbaum

Zum Straffen der Haut

Man zermahle die Schale einer Apfelsine zu Pulver und trinke eine Prise davon mit einem Gläschen chinesischen Weins nach dem Essen. Das strafft die Haut und die Muskeln bei Frauen nach der Entbindung.

Verdauungsbeschwerden

Getrocknete Schale eines Citrus reticulata: 1 Jin
Bittere Frucht eines Citrus reticulata: 3 Liang
Frische Ingwerwurzel: 0,5 Jin
Die Zutaten gebe man in 5 Sheng Wasser und läßt es auf 2 Sheng einkochen. Der Aufguß wird gefiltert und auf zweimal getrunken. Die Begleiterscheinungen von Verdauungsbeschwerden werden so beseitigt, die da sind: Magendrücken, Atembeschwerden, Juckreiz, zu starke Speichelbildung und Halsentzündung.

Sprichwort

»Eine halbe Orange ist ebenso süß wie die ganze.«
Das heißt, die Qualität wird durch Quantität weder verbessert noch verschlechtert.

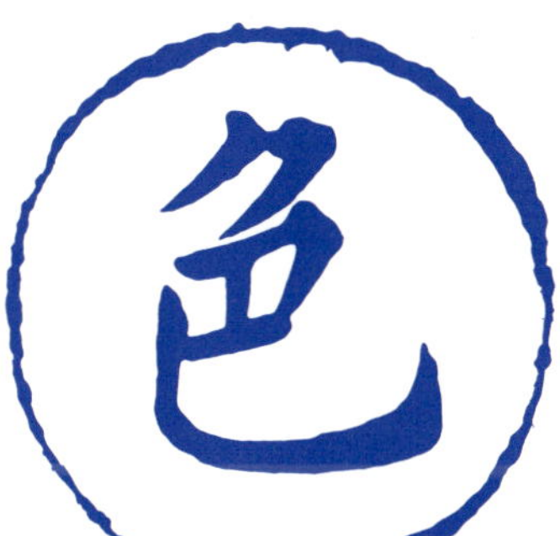

Die sehr umfangreiche Gattung Citrus hat eine äußerst komplizierte Klasseneinteilung. Sie gehört zu den Rutaceae, den Rautengewächsen. Der Citrus aurantium vulgaris hat süße Früchte, die wir auch Apfelsinen nennen. Der Citrus aurantium bigaradia trägt die bitteren Orangen und wird eher seiner Pfropfreiser als seiner Früchte wegen angebaut.

Obwohl die Bitterorangen, die Zedern und Zitronenbäume aus dem Fernen Osten stammen, sind sie schon seit den Zeiten der Römer im Mittelmeerraum heimisch. Die süßen Orangen hingegen kamen erst im 16. Jahrhundert durch die Portugiesen nach Europa, und die Mandarinen erst gegen 1800. Der Name »Orange« kommt aus dem arabischen »narandj«, das wiederum aus dem Sanskrit »nagaranja« (gefällt den Elefanten) abgeleitet ist.

Die Apfelsine ist in China sehr verbreitet und beliebt. Die Gelb-Orange war traditionell dem Kaiser und seiner Familie vorbehalten. Während der Neujahrsfeierlichkeiten brachte der Kaiser dem Himmel diese Orangen zum Opfer. Auch heute noch sind es vor allem Orangen, die auf den Altären der Tempel oder auf den Hausaltären für die verschiedenen Gottheiten niedergelegt werden.

Bei den Geschenken, die man den Eltern, Verwandten und Freunden zum Neujahrsfest mitbringt, dürfen die Apfelsinen als Symbol für Glück und Reichtum in den nächsten zwölf Monaten nicht fehlen. Der westliche Brauch, die Kleider einer Braut mit Orangenblüten zu schmücken und zu parfümieren, stammt nicht von den Chinesen, sondern von den Kreuzrittern. Diese hatten es von den Muselmanen abgeschaut, die ihren Bräuten am Tag der Hochzeit immer einen Strauß Orangenblüten schenkten. Für die Araber wie für die Chinesen ist dies ein Zeichen der Fruchtbarkeit. In einigen Gegenden Chinas ist es noch üblich, daß die Braut beim Betreten des Hauses ihres Ehemannes zwei Apfelsinen erhält, die sie dann am Abend der Hochzeit schält und mit ihm teilt. Das gilt als ein gutes Vorzeichen für ein langes und glückliches Leben zu zweit.

Die Beliebtheit der Apfelsine und ihre Bedeutung für die Medizin beruhen nicht nur auf ihrer Schönheit, ihrem Geschmack und ihrem Duft, sondern auch auf ihrem Vitaminreichtum. Sie enthält sehr viel Vitamin C, aber auch Vitamine der Gruppen A, B und P. In der chinesischen Arzneimittelherstellung werden zwei Arten der Citrus aurantium (orangerote Apfelsine) benutzt, der Citrus reticulata (mit netzartiger Zeichnung) und der Citrus trifoliata (dreiblättrig).

Die getrocknete Apfelsinenschale wird zu Pulver zermahlen und mit warmem Wasser oder Salzwasser getrunken. Das stillt den Durst, tilgt die Nachwirkungen von Trunkenheit und wirkt bei einem Katarrh schleimlösend. Die Kerne der Frucht lindern Schmerzen; zu einer Paste zerrieben, ergeben sie eine vorzügliche Gesichtscreme. Die Blätter helfen bei Ohrenentzündung.

WEINREBE

Vitis vitifera

»Diesen wundervollen Traubenwein
Trinken becherweise wir unter dem Mond.
Da kommt mit der Laute
Ein Bote zu Pferd
Und fordert uns auf zu gehen.
Wenn wir betrunken hingestreckt
Auf diesem Schlachtfeld bleiben,
Dann, Männer, lacht uns nicht aus!
Sind denn von denen, die früher und jetzt
In den Krieg gezogen,
So viele zurückgekehrt?«

(Wan Han, »Gesang des Liang Zhou«,
8. Jahrhundert, Tang-Dynastie)

»Während einer offiziellen Versammlung am Hofe erzählte der König (Wen Di): ›Nach einer ausufernden Zecherei bin ich mitten in der Nacht plötzlich aufgewacht. Da habe ich eine Weintraube genommen, noch von Tau benetzt, und sie gegessen. Sie war süß, aber nicht widerlich süß. Herb, aber nicht sauer. Frisch und doch nicht kalt. Ihr Geschmack wirkte noch lange nach, und sie war überaus saftig. Während ich eine Traube nach der anderen genoß, habe ich alle meine Probleme vergessen, und mein Durst wurde gelöscht. Welche andere Frucht ist dieser vergleichbar?‹«

(Aus dem Kaiserlichen Ben Cao, Band XIII. Die Geschichte bezieht sich auf den König Wen Di aus der Wei-Dynastie, der zur Zeit der Drei Reiche [220–280] in Luoyang regierte [220–226].)

果之走

葡萄 無毒

蔓生

葡萄

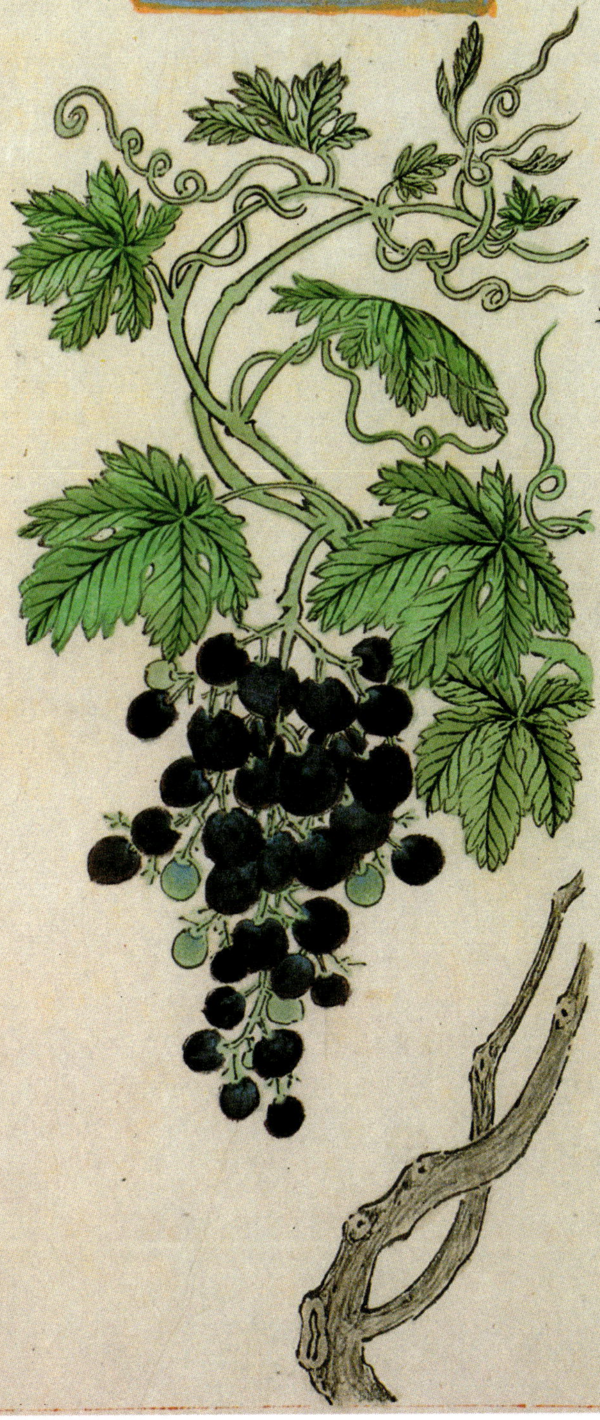

葡萄 出神農本經 主筋骨濕痺益氣陪力强志

令人肥健耐饑忍風寒久食輕身不老延

葡萄

Traube (Pu tao)

出神農本經

Aus der »Materia Medica des Shen Nong«

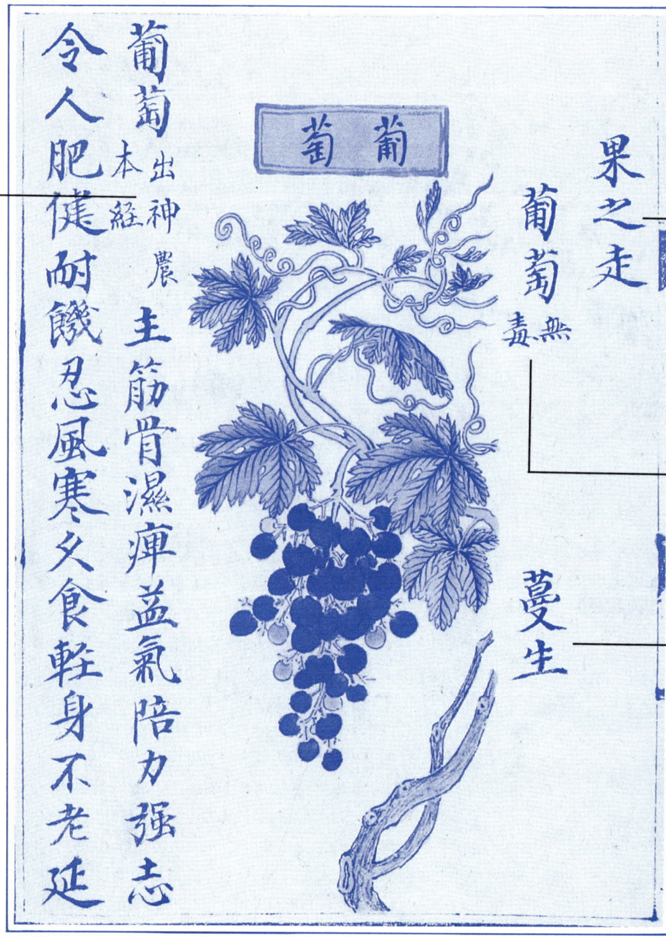

果之走

Kriechender Teil der Frucht (Guo zhi sou)

無毒

Nicht giftig (Wu du)

蔓生

Kriechend (Mang sheng)

Stärkt Sehnen und Knochen, heilt Gelenkschmerzen, die von Feuchtigkeit herrühren. Regt die Lebenskraft an. Erhöht die Körperkraft und verbessert das Gedächtnis und die Reaktionsfähigkeit. Macht widerstandsfähig, gesund und läßt Hunger und alle Krankheiten besser ertragen, die vom »Wind und der Kälte« verursacht wurden. Über lange Zeit hin genommen, erhält es schlank, jung und verlängert das Leben. Kann zur Weingewinnung dienen.

Schwangerschaft

Wenn eine Frau im fortgeschrittenen Zustand der Schwangerschaft spürt, daß der Fötus gegen das Herz drückt, soll sie einen Aufguß aus dem Saft der Trauben trinken, wodurch der Fötus sofort tiefer sinkt. Auf diese Weise wird die Gefahr einer Frühgeburt gebannt.

Sprichwörter

»Für einen lieben Freund sind tausend Glas Wein zu wenig,
Zwischen zwei Gegnern ist ein halber Satz schon zu viel.«

»Ein See voll Wein und ein Wald von Fleisch« weist auf übermäßige Großzügigkeit oder übertriebene Nachsicht hin.

»Weinschlauch oder aber Reissack« wird für eine nutzlose Person verwendet.

Sima Qian (145–90 v. Chr.) schreibt, die Weinrebe sei mit vielen anderen exotischen Früchten und Pflanzen von Zhang Qian in China eingeführt worden. Dieser war von Kaiser Wu Di aus der Späteren Han-Dynastie als Botschafter zu den Xiong Nu geschickt worden. Seine lange und wechselhafte Reise dauerte zwölf Jahre, kostete ihn zwei Gefangenschaften und 99 seiner Reisegenossen.

Li Shizhen erwähnt, im »Ben Cao des Shen Nong« werde die Weinrebe nicht nur als schon bekannt vorausgesetzt, sondern auch unter verschiedenen Namen aufgeführt: »Pflanze der Drachenperlen« bei runden Beeren und »Pflanze der Stutenmilchtropfen« bei länglichen Beeren; »Veilchentrauben« die schwarzen und »Kristalltrauben« die weißen Beeren.

Im Kaiserlichen Ben Cao steht ein Text von Su Song aus dem »Illustrierten Ben Cao«, das während der Song-Dynastie (960–1279) entstand: »Die junge Pflanze ist eine sehr lange Kletterpflanze, die sich über Berg und Tal ausbreitet. Sie hat sehr kleine weiße Blüten. Die Früchte treten in zwei Farben, violett und weiß, und in zwei Formen, rund und oval, auf. Die Reben, welche am östlichen Ufer des Flusses wachsen, haben kleine und saure Trauben. Die Leute nennen sie Bergreben. Sie werden im Juli und August reif. Aus dem Saft stellt man Wein her . . . Wenn der Bauer die Früchte erntet, um sie zu verkaufen, muß er, um einen guten Gewinn zu erzielen, die Wurzeln der Rebe bei Sonnenuntergang gießen und die Trauben am nächsten Morgen in Wasser einweichen.«

»Die Trauben benutzt man, um Wein herzustellen«, versichert Li Shizhen, »und den bewahrt man in großen Mengen auf. Er kann älter als zehn Jahre werden. Auch wenn es heißt, der kaiserliche Botschafter Zhang Qian habe sie zur Zeit der Han nach China gebracht, so steht doch schon im ›Ben Cao des Shen Nong‹, daß in der Provinz Gansu Trauben wachsen . . .«

Die Arzneimittelkunde setzt die Trauben gegen viele Übel ein. Die »Privaten Aufzeichnungen berühmter Ärzte« empfehlen sie als harntreibendes Mittel. Das Kaiserliche Ben Cao versichert, sie »entfernen die Flüssigkeit aus den Eingeweiden, lindern Magenschmerzen, entwässern, heilen Furunkel und Masern, löschen den Durst und helfen, die Sorgen zu vergessen. Wenn man die durch Kochen in Wasser gewonnene Flüssigkeit der Wurzeln trinkt, verschwinden Übelkeit und Brechreiz, die Begleiterscheinungen der Cholera.«

Für Meng Xian »heilt die Traube Schmerzen an den unteren Gliedern und am Körper, während die in Wasser gekochten Blätter, Wurzeln und Reben die Schmerzen lindern, wenn man die befallenen Glieder in der Flüssigkeit badet.«

Im »Ben Cao der Diättherapie« (Shi liao ben cao) steht über den Traubensaft geschrieben, er habe harntreibende Wirkung, führe leicht ab und helfe bei Ödemen.

GLYZINIE

Wistaria floribunda var. sinensis

»Nach dem Vergnügen heftig verlangend
Und süchtig nach raschem Genuß,
So hetzen sie alle sich ab und werden
Nicht müde der Unmäßigkeit.
Nachsichtig mit sich selbst,
Doch gnadenlos andre verdammend,
So kennt ihr Herz nichts andres
Als Eifersucht, Mißgunst und Neid.
Und weiter fordern sie gierig nach mehr.
Das ist nicht, was mein Herz sich ersehnt,
Wo unaufhaltsam das Alter heranrückt,
Und Bangigkeit mich erfüllt,
Ob meines vergänglichen Namens.
Am frühen Morgen trinke ich den Tau
Der Magnolienblätter,
Und abends nährt mich die Blüte
Der Chrysantheme.
Das Einfache lieb' ich, das Echte.
Wie könnte ich sonst meinen verfallenden Körper schützen?
Und so geh' und sammle ich Weinreben,
Weißen Baldrian auch und binde
Die leuchtenden Blüten der lila Glyzinien
Mit süßer Cassia zusammen und grünem Efeu.
Die alte Lehre schätze ich sehr,
Verstehe nichts von der heutigen Zeit,
Entgegen steh' ich dem neuen Denken
Und folge dem Weg einer vergangenen Welt.«

Dies ist ein Teil aus dem langen Gedicht »Li Sao« (Wehklage) von Qu Yuan (332–295 v. Chr.), einem der Väter der chinesischen Dichtkunst. Er scheiterte politisch, erlebte viele Enttäuschungen, lehnte die Verderbtheit und Ungerechtigkeit seiner Zeit ab und beendete sein Leben, indem er sich in die Fluten des Miluo-Flusses stürzte. Seit über zweitausend Jahren erinnern sich die Chinesen am fünften Tag des fünften Monats nach dem Mondkalender seiner und seines Opfertods.

紫藤

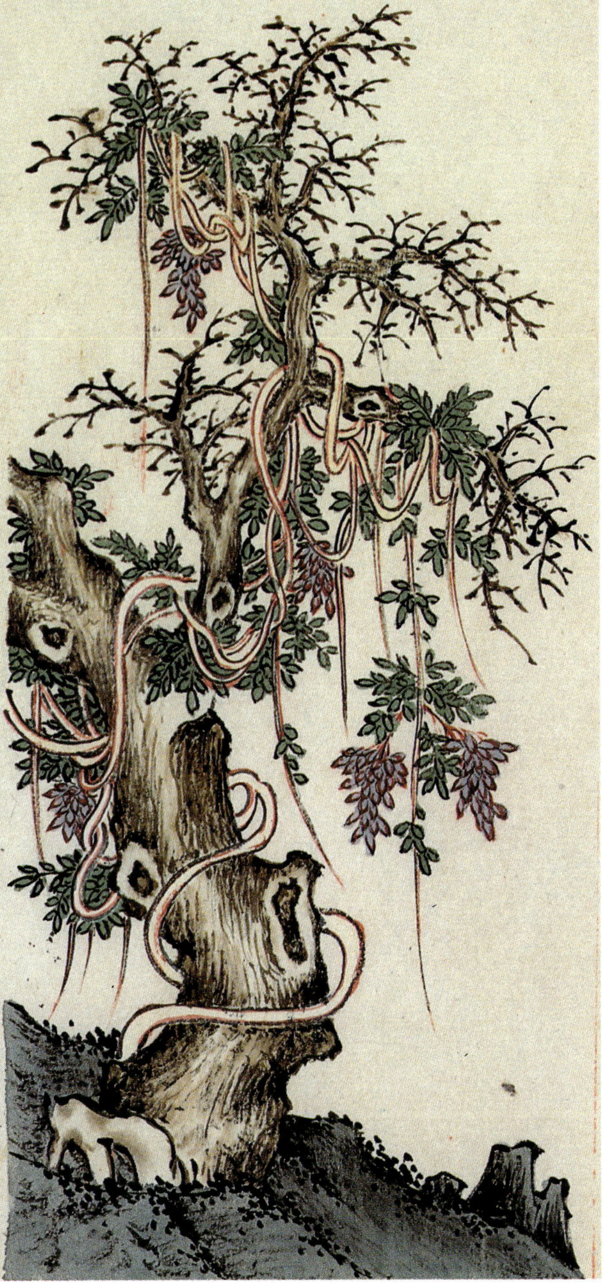

紫藤作煎如糖下水良○花挼碎拭酒醋白腐壞○角中仁熬令香著酒中令不敗酒敗者用之亦正 名醫所錄

名 招豆藤

紫藤

Glyzinie (Zi teng)

名

Name (Ming)

招豆藤

Die kriechende Pflanze
mit ihren Schoten
(Zhao dou teng)

名醫所錄

»Private Aufzeichnungen
berühmter Ärzte«

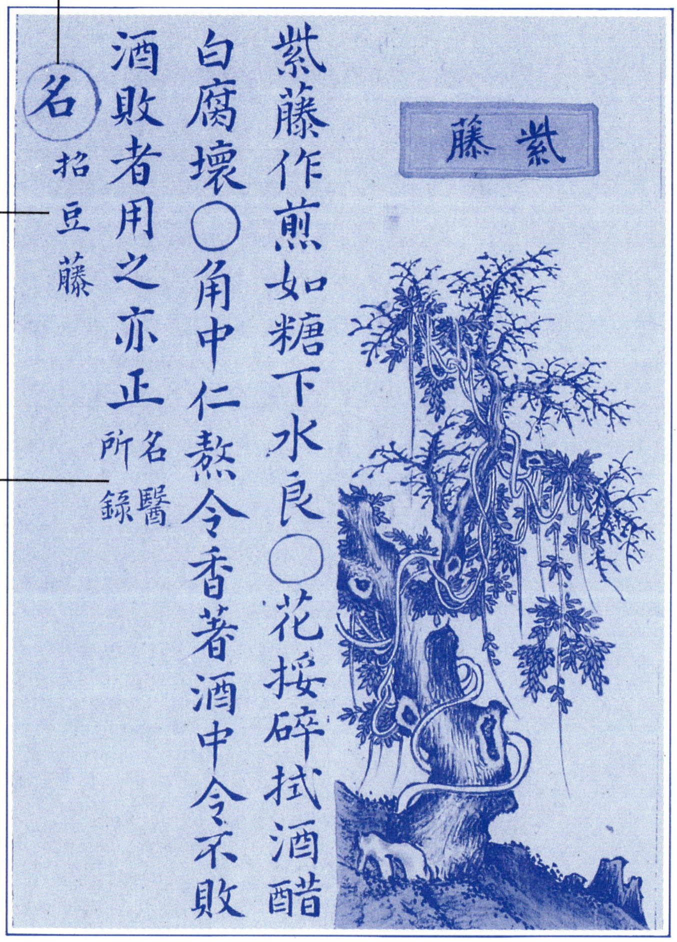
紫藤

紫藤作煎如糖下水良○花挼碎拭酒醋
白腐壞○角中仁熬令香著酒中令不敗
酒敗者用之亦正 名醫所錄
名 招豆藤

Der konzentrierte und gekochte Aufguß von Glyzinien
ist gut gegen Ödeme. Die in kleine Stücke geschnittenen und
zerstampften Blüten lösen den Bodensatz in Wein
und Essig auf. Die Samen, die sich in einer Hülse befinden,
werden bei kleiner Hitze in Wasser gekocht, bis sie
ein Aroma freisetzen, dann in (chinesischen) Wein getan,
um zu verhindern, daß er verdirbt. Auch wenn der Wein
schon schlecht geworden ist, kann er mit diesen
Samen noch gerettet werden.

Glyzinie

An die Geliebte
Die malvenfarbene Glyzinie
Umarmt den blühenden Baum,
Und durch die grünen Zweige
Fliegt ein goldener Pirol.
In einem matten Seufzer
Verzehr' ich mich nach dir.
Brennende Tränen
Strömen herab.

Yu Yen (488 n. Chr.)

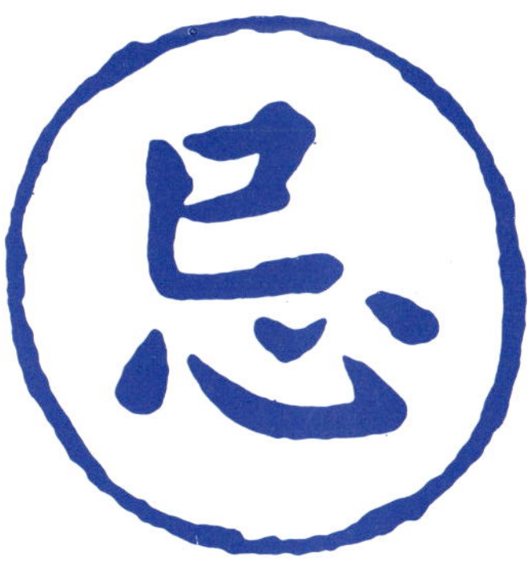

Das Kapitel über die Glyzinie im Kaiserlichen Ben Cao wird etwa ein Jahrhundert später fast wörtlich zitiert von Li Shizhen in seinem »Ben cao gang mu«. Diese kaiserliche Enzyklopädie der Arzneimittelkunde ist nicht nur ein Buch mit medizinischen Abhandlungen, sondern auch ein Nachschlagewerk über Geographie, Geschichte, Philosophie, Chemie, Mineralogie, Zoologie, Botanik, Religion, Mythologie, Literatur, Sitten und Gebräuche, Diätkunde und die Kunst des genußvollen Lebens.

Der chinesische Name für die Glyzinie ist »Zi« (lila) und »teng« (kriechend), also eine »lilafarbene, kriechende Pflanze«. Manchmal trifft man auch auf den Namen »Zhao dou teng« (die kriechende Pflanze, die Schoten hervorbringt). So heißt sie wegen ihrer pergamentartigen, länglichen, von einer Schale umgebenen Früchte, die denen der Leguminosen ähneln.

Den wissenschaftlichen Namen »Wistaria« hat Nuttal zu Ehren von Caspar Wistar, einem Dozenten der Universität Pennsylvania, festgesetzt. Er konnte allerdings nicht den noch heute gebräuchlichen volkstümlichen Namen Glyzinie verdrängen, der vom griechischen »glykos« (süß) abgeleitet ist.

Diese Pflanze aus der Familie der Schmetterlingsblütler (Papilionaceae) ist chinesischen und mongolischen Ursprungs. Sie kann sich wie Lianen mit großer Kraft emporranken und dabei auch Mauern beschädigen, wenn sie nicht aufmerksam beobachtet und beschnitten wird. Diese schöne, sehr angenehm duftende Pflanze ist dennoch sehr beliebt, auch weil sie ein so reiches Blattwerk besitzt und äußerst schnell wächst. Dazu ist sie anspruchslos und verträgt selbst die verschmutzte Stadtluft.

Im April – so steht es im »Illustrierten Ben Cao« – erscheinen die sehr reizvollen, lila Blüten, derentwegen sie so gern angepflanzt wird. Im Osten des Changjiang (besser bekannt unter dem Namen »Yanktsekiang« [Yangzi]) nennt man die Glyzinie »die kriechende Pflanze mit den Schoten«. Sie rankt sich Windung um Windung um ihren eigenen Stamm.

Im Ergänzungsband zum »Ben cao shi yi« aus der Tang-Zeit schreibt Chen Cangqi: »Die Leute in der Hauptstadt (Chang'an, das jetzige Xi'an) pflanzen Glyzinien an, um die Höfe ihrer Häuser und die kleinen Teiche zu schmücken und um Teile des Gartens zu beschatten.« Und noch einmal übernimmt der Autor des »Illustrierten Ben Cao« den Text des Kaiserlichen Ben Cao: »Das Ursprungsland der Glyzinie liegt östlich des Yangzi. Im Frühling sprießen die Blätter, im April kann man die Blüten sammeln, und bis zum Herbst haben sich die Samen entwickelt. Die grünen Zweige kann man zu jeder Zeit abschneiden. Man benutzt Zweige, Blätter und Samen. Sie werden im Schatten getrocknet. Die jungen Zweige sind grün, die Blüten lila. Sie duften und schmecken süß. Die Glyzinie eignet sich besonders zur Heilung von Ödemen.«

ESSIG

Acetum

Im alten China waren die Hochzeitsfeierlichkeiten für alle Beteiligten in Wort und Geste von hohem symbolischem Charakter. In der Vergangenheit waren es die Eltern, die den Ehepartner ihrer Kinder bestimmten, und oft sahen sich die zu Vermählenden am Tage der Hochzeit zum ersten Mal. Diese Lage der Dinge gab zu vielen chinesischen Komödien und Opern Anlaß. Am Tage der Hochzeit wurde die Braut in reich bestickte Seide eingekleidet und mit Juwelen und Blumen geschmückt. Rot verschleiert stieg sie dann in eine innen wie außen rote Sänfte, wobei erwartet wurde, daß sie ebenso wie ihre Mutter, Schwestern und Verwandten deutlich hörbar weinte, dabei erklangen dann Musik und Knallfrösche zum Zeichen der Freude. Die schwere Sänfte wurde von vier Männern getragen, vier weitere hielten Laternen hoch, auf denen die Namen der beiden Familien zu lesen waren. Es folgte ein großer Schirm, ebenfalls in der roten Farbe des Glücks, dahinter eine eher lärmende Musikkapelle. Unter Knallereien und Trauergesängen erreichte man das Haus des Bräutigams. In einigen nördlichen Regionen wurde ein recht eigenartiger Brauch gepflegt: Die Braut erhielt eine Schale voll Essig und ein vom Feuer glühendes Eiseninstrument. Dieses mußte die zukünftige Ehefrau in den Essig tauchen, auf daß es zischte und rauchte. Danach ging sie um die Sänfte herum in ihr neues Heim. Der Brauch sollte die Eifersucht aus dem kommenden Familienleben fernhalten.

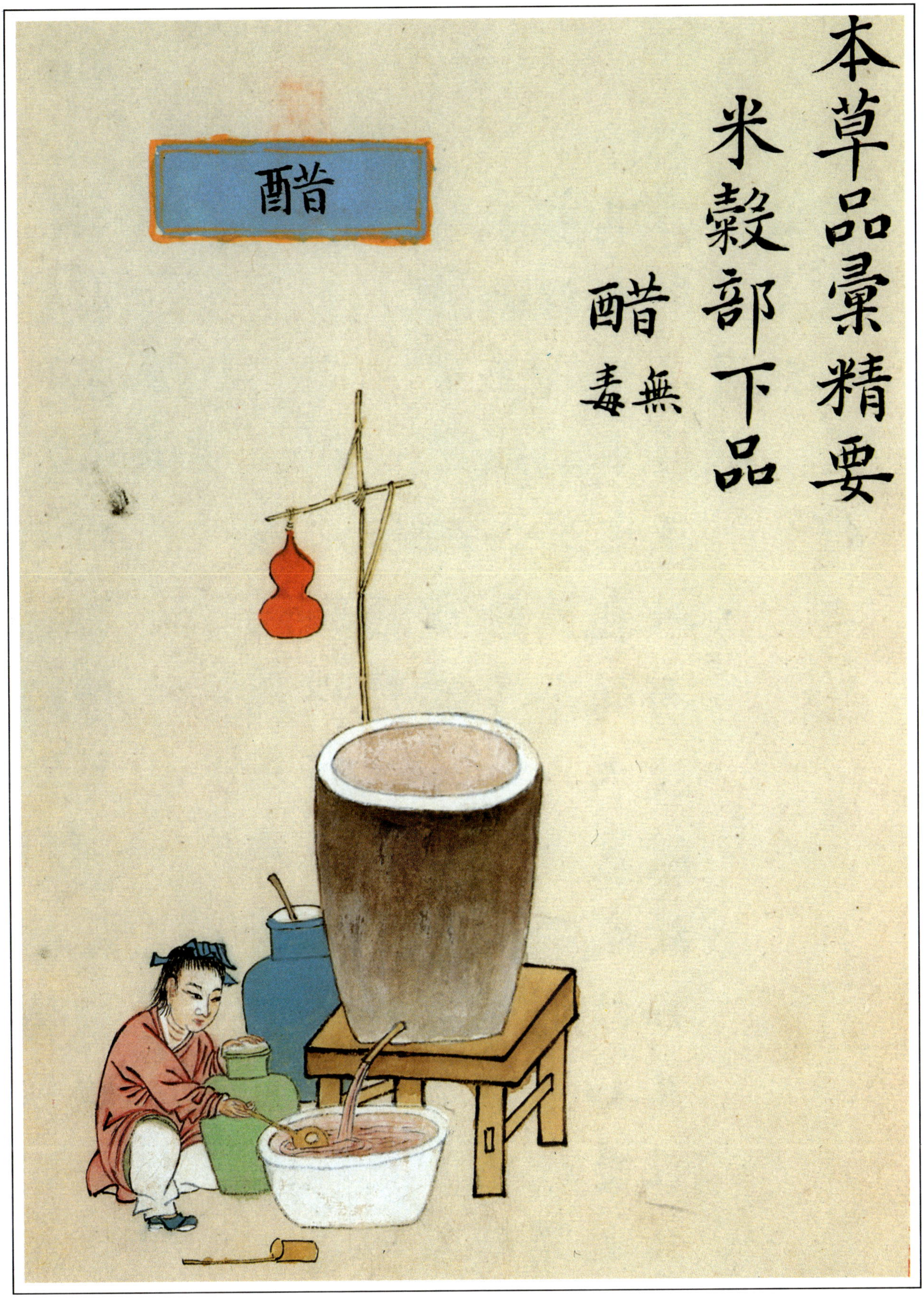
本草品彙精要
米穀部下品
醋
無毒
醋

醋

Essig (Cu)

本草品彙精要

Aus der »Wichtigen Materia Medica«

醋

無毒

Nicht giftig (Wu du)

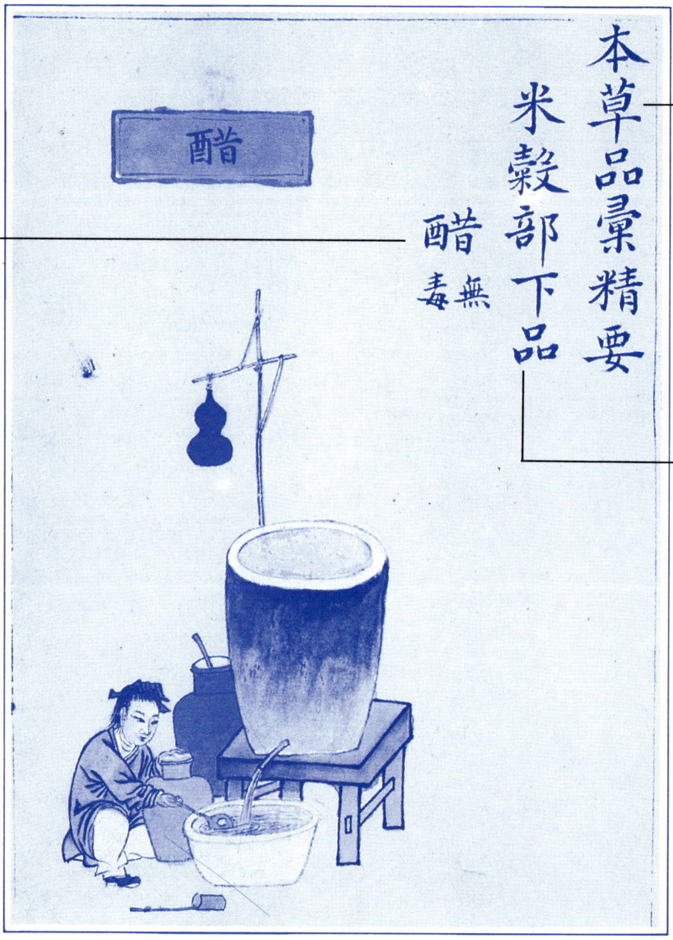

米穀部下品

Abteilung Getreide, dritter Band

Stimmlosigkeit

Man nehme ein frisches Ei und hole den Dotter heraus, ohne die Schale allzusehr zu zerbrechen. Dann fülle man es mit Essig und einem beerengroßen Stück der dreizähligen Pinell, das man zuvor in 14 kleine Stückchen geschnitten hat.
Dreimal tauche man das Ei in kochendes Wasser, trinke den Aufguß, wobei man ihn solange wie möglich im Rachen behält und nur langsam schluckt. Nach dreimaliger Anwendung ist die Stimme wieder da.

Sprichwort

»Essig trinken« bedeutet, unter Eifersucht leiden.

Der Essig der Chinesen wird nicht aus Wein, sondern aus fermentiertem Getreide hergestellt. Das Kaiserliche Ben Cao widmet ihm mehrere Seiten. Zu Recht ist der Essig in die Arzneimittelkunde aufgenommen worden. Wegen seines Geschmacks nennen ihn die Chinesen »bitteren Wein« (Cu jiu). Seine Farbe ist so dunkel, fast schwarz, daß man ihn mit Sojasoße verwechseln könnte. Er wird immer gut verschlossen in Keramikgefäßen aufbewahrt.
Folgen wir dem Autor der »Privaten Aufzeichnungen berühmter Ärzte«, dann bilden sich Wucherungen im Fleisch mit Hilfe von Essig zurück, Hautschwellungen und Ödeme heilen ab und Vergiftungserscheinungen infolge von übermäßigem Essen oder verdorbenen Nahrungsmitteln verschwinden.
Nach Da Ming (er lebte unter dem Kaiser Tai Zu, 960–976), »stillt Essig kleinere Blutungen, wie sie nach dem Gebären häufig sind, hat auf überreizte Personen eine beruhigende Wirkung und lindert Unterleibsschmerzen bei Frauen«.
Das »Ben cao shi yi« (aus der Zeit der Tang-Dynastie, 618–907), bestätigt, daß Essig »Blutstauungen im Uterus von Wöchnerinnen löst, jede Art von Erkrankungen heilt, die mit Nahrung zu tun haben, das Qi stärkt und bei der Verdauung hilft«. Der Diätexperte Meng Xian (Tang-Dynastie) fügt hinzu, »der Essig vertreibt Gliederschmerzen vor allem an Händen, Füßen und Knien.«
»Unter den vielen verschiedenen Arten von Essig«, so Su Gong (659), »hergestellt aus Reis, Hafer, Gerste, Hefe, Kleie und anderem Korn oder aus Pfirsichen, Beeren, Trauben und anderem Obst, besitzt der aus dem ›Reis aus dem Speicher‹ hergestellte Essig die beste Qualität, vor allem wenn man ihn zwei bis drei Jahre lagert. Und dieser Essig ist auch der einzige, den man als Arzneimittel ansehen kann.«
Und hier ein Rezept, das im »Ben cao gang mu« steht: »Während der letzten zehn Tage des wärmsten Monats nehme man 1 Dou ›Reis aus dem Speicher‹, poliere und wasche ihn mit Wasser und dämpfe ihn. Dann drehe man den Topf um und breite den Reis auf einer Bastmatte aus. Er soll nun in der Sonne trocknen, bis er eine gelbliche Farbe angenommen hat. Eventuelle Unreinheiten müssen entfernt werden. Dann wird der Reis wieder gewaschen. Jetzt dämpfe man weitere 2 Dou ›Reis aus dem Speicher‹ und mische ihn unter den ersten. Das Ganze kommt in ein Tongefäß und wird mit Wasser bedeckt. Das Gefäß muß sorgfältig versiegelt werden und wird an einen warmen Ort gestellt. In 21 Tagen ist der Essig fertig.«

LOTUS

Nelumbium speciosum

Xiao Baojuan (498–501), Marquis von Donghun und sechster Herrscher der Südlichen Qi-Dynastie, ließ den Fußboden des Saales, in dem seine Lieblingskonkubine Pan Fei zu tanzen pflegte, mit Lotusblüten aus reinstem Gold auslegen. Dieses prächtige Geschöpf muß so göttlich getanzt haben, daß der Fürst begeistert ausrief: »Wo immer ihr Fuß den Boden berührt, blüht ein Lotus auf!« Aus dieser Begebenheit soll der Nam »goldener Lotus« stammen, den man für sehr zierliche Füße wie die von Tänzerinnen benutzt.

Der Duft und die Schönheit der Lotusblüte haben aber nicht verhindert, daß ihr Name mißbraucht wurde für eine ebenso dumme wie barbarische Sitte: die gebundenen »chinesischen Füßchen«, die als »Lotusblume«, »goldener Lotus« oder »kostbarer Lotus« in die Geschichte eingegangen sind.

Im Buddhismus ist der Lotus das Symbol der Reinheit. Aus schlammigen Gewässern wächst die Pflanze hoch und öffnet ihre herrlich duftenden Blüten in die Reinheit der Luft und der Sonne. Die Lotusblüte ist das Ebenbild Buddhas, der aus den irdischen Niederungen sich emporhebt in die Erleuchtung. Auf buddhistischen Bildern wird der Sakyamuni oft auf einer Lotusblüte sitzend dargestellt.

In der Lebensbeschreibung Buddhas wird folgendes erzählt: Als der Prinz, unter einem Bodhi-Baum, der heiligen Feige, sitzend, die Erleuchtung erlangte, sei ihm die Menschheit wie ein Meer von Lotuskeimen erschienen, die sich alle bemühten, aus dem trüben Schlamm emporzusteigen.

果之草

藕實 無毒

藕實

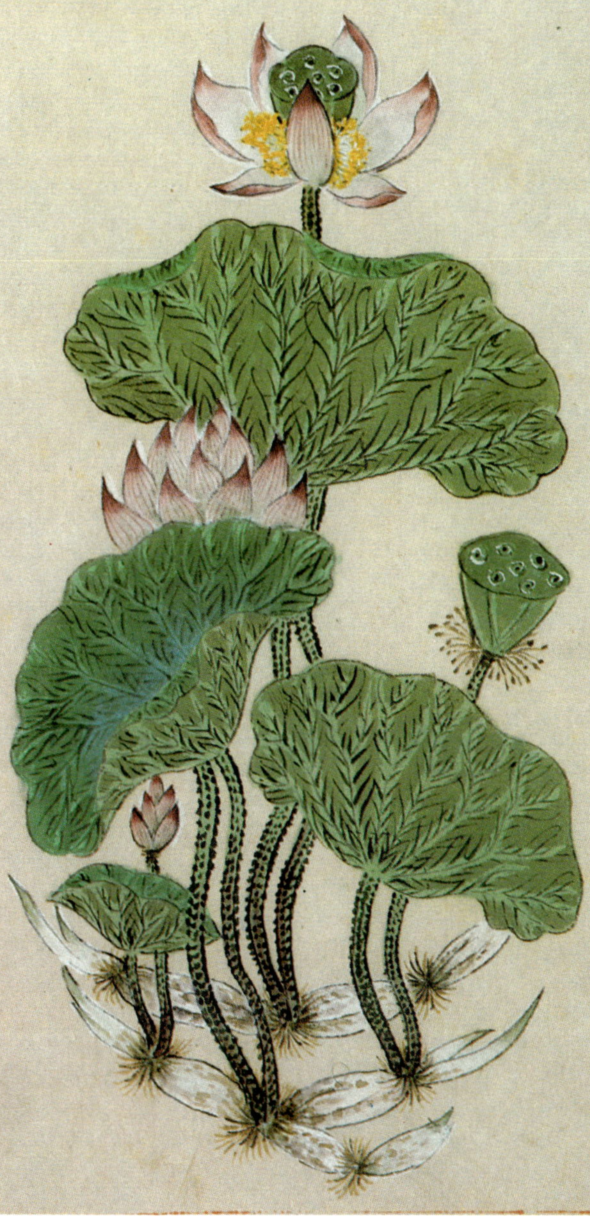

泥生

藕實莖主補中養神益氣力除百疾久服輕身耐老不饑延年 神農本經

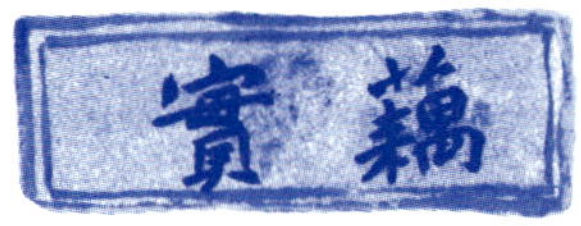

Lotusfrucht
(Ou shi; »Lotus« ist im Chinesischen
»Lian« oder »He«)

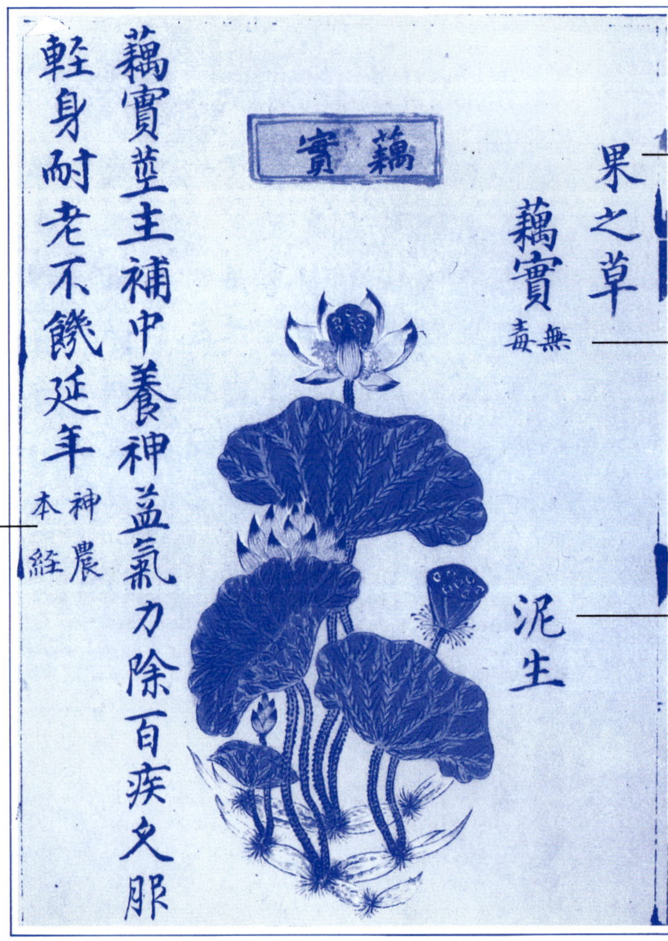

果之草

Frucht der Pflanze
(Cao zhi guo)

無毒

Nicht giftig (Wu du)

神農本經

»Materia Medica des Shen Nong« (Shen Nong ben jing). Der vollständige Titel heißt »Shen Nong ben cao jing«.

泥生

Wächst im Schlamm
(Ni sheng)

Die Wurzel, die Frucht und der Stengel des Lotus kräftigen und nähren den Geist, erhöhen die Vitalität und beseitigen hundert Krankheiten. Über längere Zeit eingenommen, halten sie den Körper schlank und verhindern das Altern. Der Hunger wird gestillt und das Leben verlängert.

Lotus

Nasenbluten

Man sammle 60 Gramm vom Innern eines frischen Wurzelgeflechts. Es wird gut gewaschen und dann ausgedrückt, der Saft dann getrunken. Die Wirkung wird unterstützt, wenn man einige Tropfen dieses Saftes direkt in die Nasenlöcher träufelt.

Vorzeitiger Samenerguß

Man nehme 100 Gramm Staubgefäße der Lotusblüte, 100 Gramm der wilden asiatischen Seerose (Euryale ferox, Ninfeacea asiatica), 100 Gramm von einem Dinosaurierknochen (den Chinesen als »Drachenknochen« bekannt), 100 Gramm Austernschalen, 100 Gramm vom Gallapfel des Rhus chinensis (verursacht von der Stechmücke Melaphis chinensis). 100 Gramm Poria cocos (auf Holz wachsende Schwämmchen), bekannt auch als »Virginia truffle«.
Alle Zutaten fein mahlen und gut mischen. Von diesem Pulver werden 10 Gramm in ein Glas gegeben und morgens und abends auf leeren Magen getrunken. Die Kur soll ein bis zwei Monate dauern.

Der Nelumbium speciosum, eine Seerosenart, war auch schon den alten Ägyptern bekannt, die ihn im Niltal als »roten Lotus« für ihre religiösen Riten anbauten.
Der Lotus ist sicher die beliebteste und am weitesten verbreitete Blume in China. Auch in der Kunst, Literatur und Religion tritt er am häufigsten in Erscheinung. Die Chinesen nennen ihn den »Fürsten der Blumen«.
Der Lotus ist eine mehrjährige Wasserpflanze. Sie erblüht im Sommer mit weißen, rosa oder roten, duftenden Blüten von beträchtlichem Ausmaß. Der lange Stengel, der sich aus dem Wasser erhebt, trägt vier oder fünf Kelchblätter und viele Blütenblätter. Im Herbst bilden sich Früchte von eigenartiger Form, die an den kleinen Schnabel einer Gießkanne erinnern. Während des Reifens gehen die zunächst grünen Früchte langsam in ein warmes Braun über. In den Kapseln befinden sich die wertvollen, an Stärkemehl reichen Samen. Sie schmecken leicht nach Anis und werden oft für die Herstellung von Arzneimitteln verwendet.
Die große Zahl der Samenkörner symbolisiert die Fruchtbarkeit und eine zahlreiche Nachkommenschaft. Deshalb finden wir bei Hochzeitsfeierlichkeiten das dekorative Motiv der Lotusblüte.
In der traditionellen chinesischen Medizin heilt die Samenkapsel des Lotus Durchfall und Erbrechen und hilft bei Seitenstechen. Das Rhizom erleichtert die Qualen des scheinbaren Durstes und die Appetitlosigkeit bei Cholera. Die Keime erhöhen die Widerstandsfähigkeit und steigern die Vitalität. Die Blüten schützen das Herz. Man bekommt davon auch eine schöne Gesichtshaut.
Nach den Meistern »Ri Hua« (literarischer Name für Da Ming) heilt die Wurzel des Lotus die Cholera, regt den Appetit an, fördert die Verdauung und stillt den Durst. Sie verhindert Blutstauungen während des Geburtsvorgangs. Blätter und Früchte der Lotusblume werden in warmen Wein eingelegt. Das Getränk erleichtert der Gebärenden das Ausstoßen der Plazenta. Die Asche von Lotusblättern war auch ein Hausmittel, das man den Speisen der Frauen beimischte, die nicht schwanger bleiben wollten.
Die Vorliebe der Chinesen für den Lotus hat seine praktischen Gründe: Er dient als Ornament, ist eine sehr nahrhafte Speise und kann wegen seiner belebenden Stoffe als Heilmittel wirken.
Der Wurzelstock, in Scheiben geschnitten, ergibt köstliche kandierte Früchte, die man vor allem während der Neujahrsfeiertage genießt. In den Blättern kann man etwas einpacken oder auch Reis und Fleisch darin einwickeln, um sie zu dämpfen. Die Samenkörner, auch als »ägyptische Bohne« oder »Bohnen des Pythagoras« bekannt, werden gekocht, geröstet oder zu Mehl zermahlen und sind dann wertvolle Zutaten zu Puddings, Marmeladen und Torten.
Die Staubgefäße finden bei der Herstellung kosmetischer Salben Verwendung, die den Damen eine samtweiche, duftende, zartrosa Haut verleihen sollen.

HIRSE

Panicaum miliaceum

»Ein Gelehrter namens Lu begab sich auf den Weg in die Hauptstadt, wo er an den kaiserlichen Examen teilnehmen wollte. Unterwegs, in einer Gaststätte von Han Dan, traf er einen taoistischen Mönch, mit dem er sich so gut unterhielt, daß die beiden sich rasch wie alte Freunde fühlten. Der Gelehrte klagte dem Mönch sein Leid, sprach von der Armut seiner Familie, von seinem eigenen Pech und davon, daß er noch keinen glücklichen Tag erlebt hätte. Da nahm auf einmal der Mönch eine Kopfstütze aus Porzellan und sagte zu dem Gelehrten: ›Wenn du darauf schläfst, werden alle deine Wünsche erfüllt.‹ Zu diesem Zeitpunkt war der Wirt gerade dabei, einen Topf Hirse zu kochen. Da es also mit dem Essen noch etwas dauern würde, lehnte der Gelehrte seinen Kopf an die Stütze und schlief, angezogen, wie er war, ein. Sofort wurde er ins Reich der Träume versetzt. Er träumte, er habe sein Examen bestanden, habe nun den Titel ›Jin shi‹ erlangt. In kurzer Zeit wurde er ein hoher Beamter und schließlich sogar Erster Minister. Er vermählte sich mit einer bildschönen, intelligenten Frau, die ihm fünf Söhne gebar. Diese wiederum schenkten ihm zehn und mehr Enkel, die alle Ruhm und Ehre erlangten. So genoß der Gelehrte bis weit über sein achtzigstes Jahr hinaus ein Leben in Reichtum und Ruhm. Doch, ach, es war alles nur ein Traum. Neben ihm saß immer noch der taoistische Mönch und der Wirt stand immer noch am Herd vor seinem Topf mit ›gelber Hirse‹.«

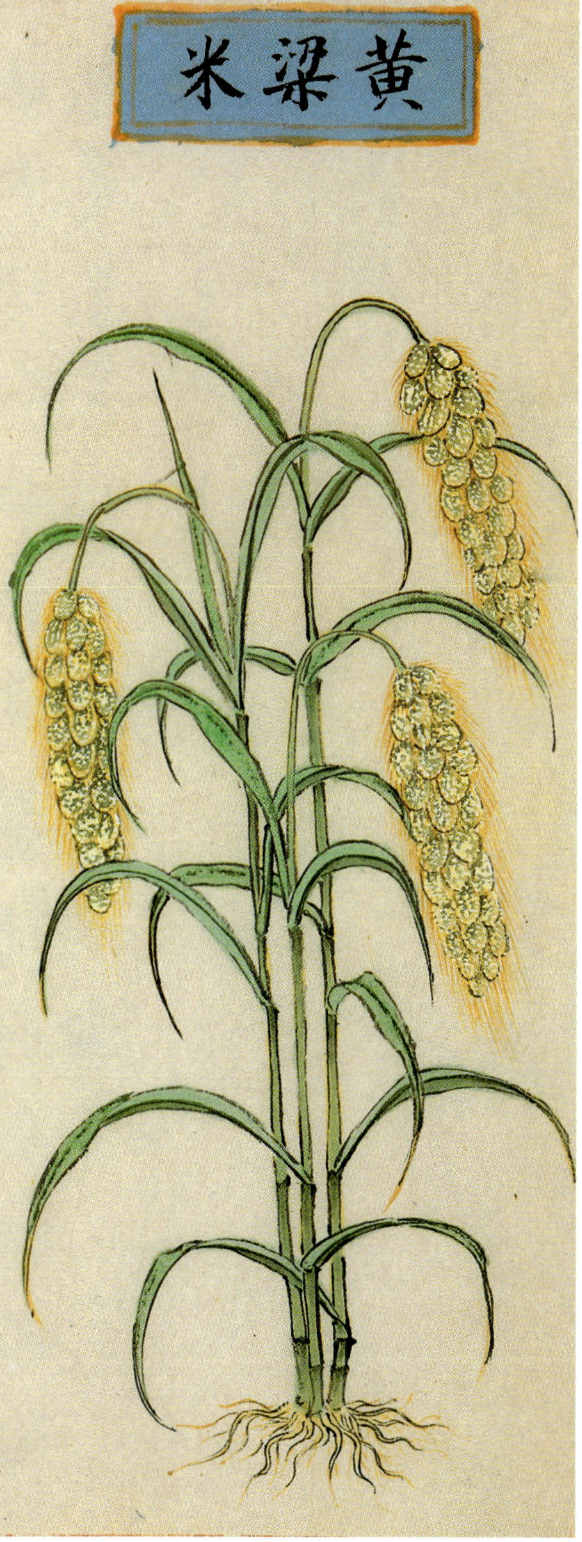

黃粱米主益氣和中止泄名醫所錄

苗

唐本注云苗實與白粱相似但穗大毛長穀米俱麁於白粱而收子少不耐水旱食之香美逾於諸粱人號為竹根黃也

地

陶隱居云出青冀州唐本注云出蜀漢兩淅間亦有之

黄梁米

Gelbe, klebrige Hirse
(Huang liang mi)

苗

Keimlinge (Miao)

地

Ort (Di)

唐本注云

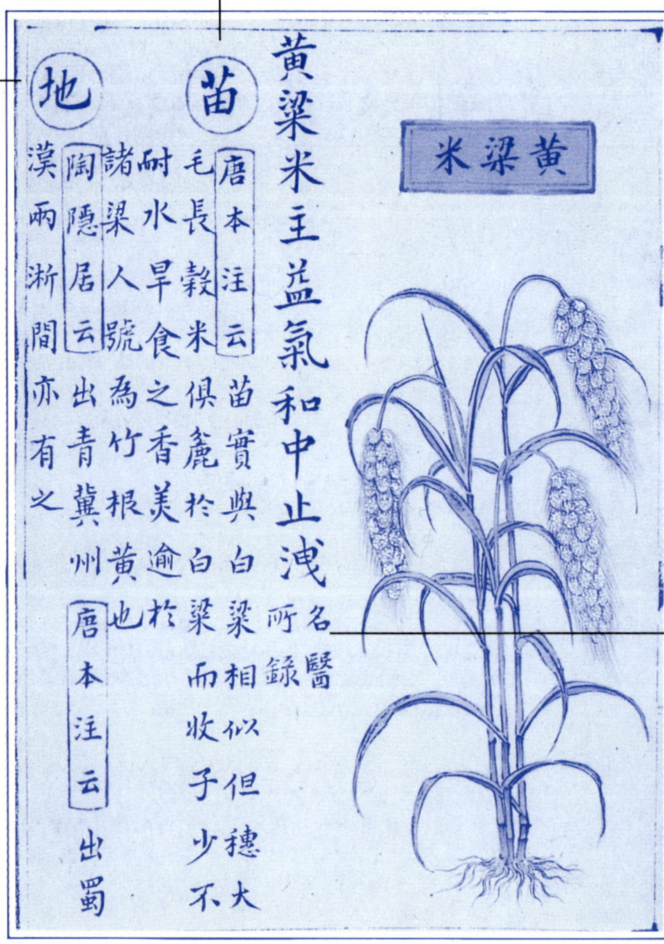

名醫所錄

»Persönliche Aufzeichnungen berühmter Ärzte«

Die gelbe, klebrige Hirse belebt die Lebenskraft (Qi), besänftigt den Magen und hilft bei Durchfall.

Im »Tang Ben Cao« steht: Die Samen ähneln denen der weißen Hirse, aber die Ähre ist größer und die Staubfäden sind länger. Die Körner sind rundlicher und dicker, aber von geringerer Zahl. Sie widerstehen nicht der Trockenheit. Als Speise ist es die aromatischste Art unter den vielen Sorten der Hirse.

Die Leute nennen sie auch noch »Gelbe Bambuswurzel« (Zhu ren huang).

Der Einsiedler Tao (Tao Hongjing, 452-536), Verfasser der »Kommentare zur Materia Medica des Shen Nong«), schreibt, daß diese Hirse »in den Regionen Qing und Ji Zhan wachse« (heute Qinghai und Hebei). Das »Tang Ben Cao« berichtet, sie »wachse in den Gebieten Shu, Han und Zhe« (heute Sichuan, Shaanxi und Zhejiang).

Hirse

Geschwüre

Aus 1 Shang gelbem Hirsemehl, Wasser und Honig bereite man einen mürben Teig, den man noch warm auf die Geschwüre am Körper und im Gesicht von Kindern streicht.

Sprichwort

»Ein Traum von der gelben Hirse.« Ein schöner Traum, der nicht einmal so lange dauert, wie man braucht, um einen Topf Hirse zu kochen. Unerfüllbare Wünsche.

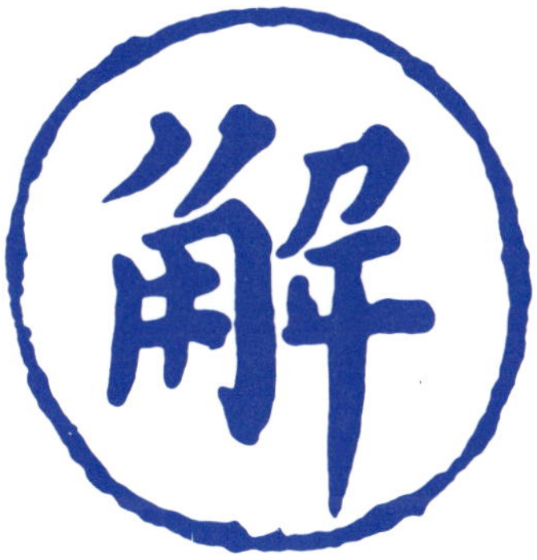

Die Hirse ist ein einjähriges Gras aus der Familie der Graminaceae. Sie wird bis zu 1,5 Meter hoch und stammt aus Ostasien.
Das »Buch der Lieder«, noch vor Konfuzius geschrieben, widmet der Hirse viele Verse. Das mythologische Gedicht »Wer schuf am Anfang unser Volk« gilt als eine der ältesten Hymnen der Zhou (11. Jahrhundert v. Chr.). Es berichtete von Hou Ji (Prinz Hirse), dem Sohn von Jiang Yuan und einem unbekannten Gott. Von seiner Mutter im Wald ausgesetzt, lernte er, die Hirse anzubauen, um sich so vor dem Verhungern zu retten:

»Und so kam das Korn des Reichtums zu uns:
Die schwarze Hirse mit der doppelten Ähre,
Weit und breit, die schwarze und die mit der doppelten Ähre,
Feld um Feld erntete er,
Weit und breit, die rote und die weiße Hirse
Packte er mit seinen Armen,
Trug sie auf seinem Rücken
Als Opfergabe nach Haus.«

Der Anbau der Hirse sicherte die Grundlage für das Leben der Bauern und der Haustiere.
Das »Shi Jing« beschreibt noch in einem anderen Gedicht unter dem Titel »Die Federn des Kranichs« die Klagen eines jungen Bauern, der von den Soldaten des Königs von seinen Feldern geholt wird, um seinen Militärdienst abzuleisten:

»Swisch, swisch, pfeifen die Federn des Kranichs,
Der über den Eichenwald zieht.
Kein Friede, keine Ruhe gibt's im Frondienst des Königs.
Die Hirse kann ich nicht mehr pflanzen,
Wovon werden meine Eltern leben?
Oh Himmel, oh Himmel,
Werd' ich nie ein ruhiges Leben führen können?«

Diese Verse unterstreichen die grundlegende Bedeutung, die der Hirseanbau für die ärmere Bevölkerung hatte. Wenn Krieg oder die ehrgeizigen Launen der Könige den Anbau verhinderten, waren Not, Hunger, Epidemien und Tod die Folge.
Der Kaiserliche Ben Cao bezieht sich auf die gelbe, klebrige Hirse, die bei der Arzneimittelherstellung verwendet wird. Von dieser Hirsesorte wird auch in der Eingangsgeschichte gesprochen.
Manchmal heißt sie auch »Goldhirse«.
Nach den »Ri Hua zi«, den vier Ärzten, die zur Zeit der Song-Dynastie (960–1279) das »Da ming ri hua zi ben cao« verfaßt haben, heilt die Hirse Krankheiten und Gelenkschmerzen, die von den »äußeren Winden« verursacht werden.

PFIRSICH

Prunus persica

Xi Wangmu, die schöne Königinmutter des Westens, lebte in den Bergen von Kun Lun. Ein großes Festmahl wollte sie geben zu einem ungewöhnlichen Anlaß: Ihr Pfirsichbaum, der nur alle dreitausend Jahre blühte und in weiteren dreitausend Jahren erst Früchte trug, hing jetzt über und über voller herrlicher, duftender Pfirsiche. Die lange Wartezeit war jedoch nicht der einzige Grund für diese Feier. Die Früchte besaßen auch noch eine fürwahr unübertreffliche Eigenschaft: Sie enthielten das Elixier der Unsterblichkeit – der Traum eines jeden Taoisten. Eingeladen waren nur Götter, Feen und unsterbliche Helden. Vor der Ankunft der Gäste aber erschien Sun Wukong, der sympathische, wenn auch etwas respektlose König der Affen. Und der machte sich sofort über all die wunderbaren Pfirsiche her und wurde vor den Augen der erschrockenen und empörten Götter tatsächlich auch unsterblich. Dies ist nachzulesen in dem großen Roman aus der Zeit der Ming-Dynastie (1368–1644) »Geschichte einer Reise nach dem Westen«, geschrieben im Jahre 1570 von Xi Yuji (1500–1582). Ein anderer Roman unter dem Titel »Das Land der blühenden Pfirsichbäume« erzählt die Abenteuer eines einfachen Fischers, der immer weiter dem Lauf eines Flusses folgt, sich verirrt und in ein Land mit Hügeln, Bächen und blühenden Pfirsichbäumen gelangt. Hier leben die Menschen in vollkommenem Glück und voller Zufriedenheit. In diesem Roman versuchte ein berühmter Dichter seinen Traum von einer besseren Welt darzustellen. Tao Yuanming (372–427), ein ehemaliger Offizier während der Östlichen Jin-Dynastie (317–420), war von den Intrigen am Hofe so angewidert, daß er die Hauptstadt verließ, seine Karriere aufgab und sich auf dem Lande der Literatur widmete. So entstand der berühmte Gedichtband »Der Pfirsichblütenquell«.

本草品彙精要卷之三十四

果部下品

果之木

桃核仁 無毒

植生

桃核仁

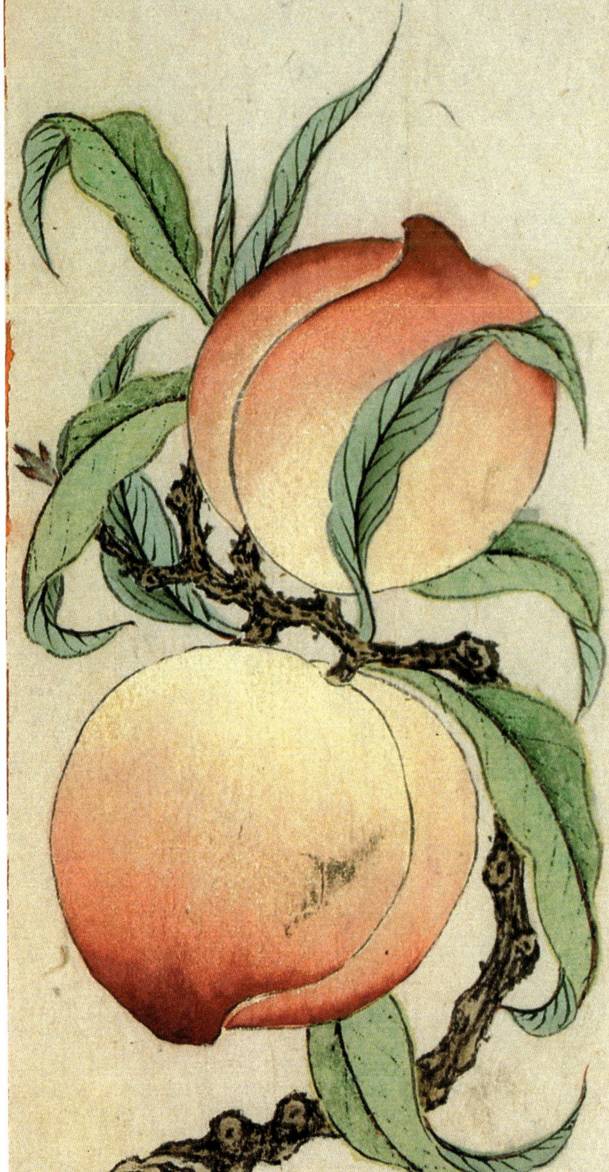

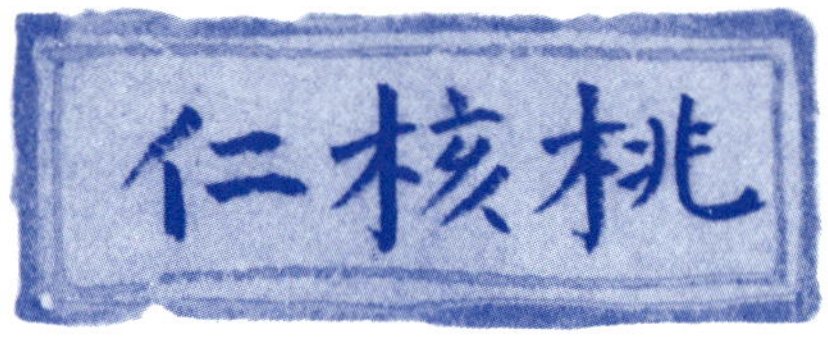

Pfirsichkern (Tao hu ren)

果之木

Das Holz der Frucht (Guo zhi mu) zeigt den Kern eines Pfirsichs als verwendbaren Teil der Pflanze.

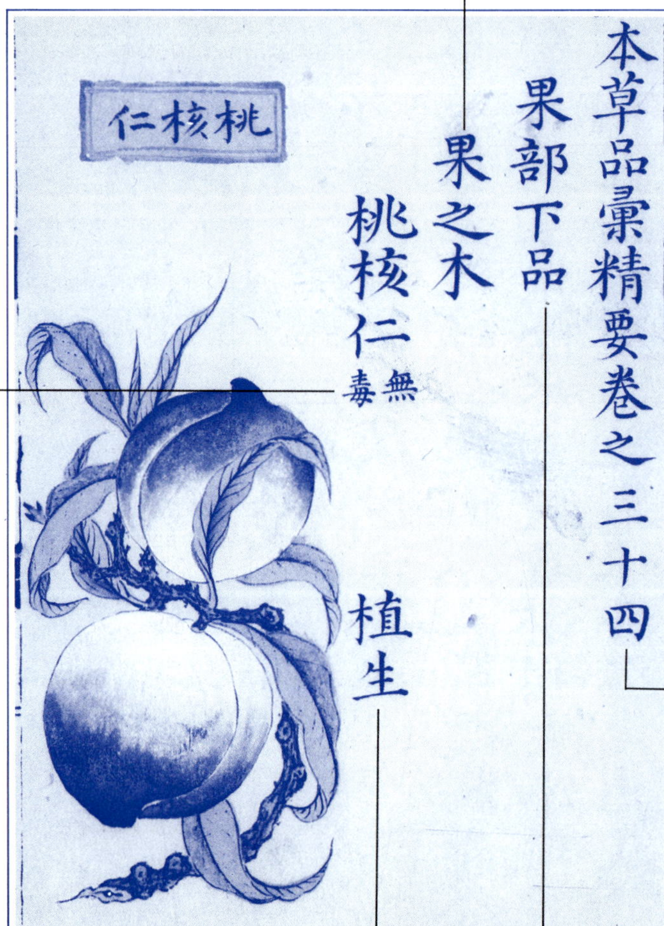

無毒

Nicht giftig (Wu du)

»Wesentliche Anmerkungen der Arzneimittelkunde«, Band 43 (Ben Cao pin lu jing yao yuan zhi san shi si)

植生

Kann angebaut werden (Zhi sheng)

果部下品

Dritter Teil (unterer Teil) der Abteilung »Obst« (Guo bu xia pin)

Pfirsich

Lange Zeit glaubte man, der Pfirsich stamme aus Persien, was sich auch im botanischen Namen widerspiegelt. In Wirklichkeit kommt er aus China. Noch heute wächst der Baum dort wild. Man kannte ihn schon zweitausend Jahre vor Christus. In Europa wurde er von den Römern eingeführt, und die Spanier brachten ihn nach Amerika. Heute ist er einer der am meisten angebauten und einträglichsten Bäume der Erde.

Der Pfirsich spielt in der chinesischen Poesie, in der Literatur und den schönen Künsten eine große Rolle. Seine Beliebtheit verdankt er nicht nur der Schönheit seiner Blüten und dem Wohlgeschmack seiner Früchte, sondern auch seinen gesundheitlichen Werten. Der Pfirsich ist reich an Salzen und Mineralien, hat wenig Zucker (nur 9 Prozent), aber viele Vitamine, vor allem A und B.

Im Leben der Chinesen vertritt der Pfirsichbaum viele Bedeutungen und ist auch von manchem Aberglauben umgeben. Er symbolisiert das lange Leben, die Ehe und die Fruchtbarkeit. Die Blüten erscheinen im Frühjahr, der beliebtesten Jahreszeit für eine Hochzeit. Der Reichtum der Blüten und die Fülle der Früchte sind ein gutes Zeichen für die Zukunft des jungen Paares. Das Holz des Pfirsichbaums verjagt die Dämonen, wehrt Unglück und Krankheiten ab. Die Schutzgötter des Hauses werden auf Tafeln aus Pfirsichholz gemalt oder geschnitzt. Zu Neujahr hängt man Pfirsichzweige über die Haustür.

Sowohl in den ältesten als auch in den modernen medizinischen Schriften Chinas findet der Pfirsich vielerlei Anwendung: Die Frucht wird bei Lungenerkrankungen eingesetzt, die Blüten wirken mild abführend, die Rinde hilft bei Gelbsucht, Wassersucht, Wutanfällen und Asthma. Das dicke, gummiartige und durchsichtige Harz, das bei einem Schnitt in die Rinde hervorquillt, hat eine beruhigende und schmerzlindernde Wirkung.

Im Ben Cao hingegen ist es der Same, die bittere Mandel im Innern des Kerns, die für die Herstellung von Arzneimitteln verwendet wird. Diese Mandel ist von einer holzartigen Schale umgeben. Sie enthält Stoffe, die den Blutkreislauf fördern, die Bildung von Blutgerinnseln verhindern oder diese auflösen, die Tätigkeit der Eingeweide anregen, Entzündungen heilen und dem Husten entgegenwirken. Diese bitteren Mandelkerne helfen auch bei verspäteter oder schmerzhafter Menstruation, bei Unterleibsbeschwerden nach einer Entbindung, bei Verletzungen mit der Gefahr von Blutgerinnseln, bei Schmerzen im Burstkorb und auch bei Verstopfung alter oder geschwächter Personen.

Für die Blutzirkulation

Samen des Prunus persica (Pfirsich): 3 Fen
Blüten der Carthamus tinctorius (Färberdistel): 3 Fen
Wurzel der Achyranthes bidentata: 3 Fen
Wurzel der Angelica sinensis (Engelswurz): 3 Fen

Alle Zutaten werden in einem Mörser zu feinem Pulver zerstoßen und so viel Honig dazugegeben, bis es eine Paste ergibt. Daraus knetet man erbsengroße Pillen und nimmt vor dem Essen etwa 10 Pillen mit etwas chinesischem Wein. Dasselbe Mittel normalisiert auch die Menstruation und lindert die Bauchschmerzen.

Gegen Husten

Samen des Prunus persica: 10 g
Blätter von Eriobotrya japonica: 15 g
Samen der Benincasa hispida: 15 g

Man koche das Ganze in drei Tassen Wasser bei geschlossenem Topf, bis die Flüssigkeit auf ein Drittel verkocht ist. Den herausgefilterten Aufguß trinke man zweimal zwischen den Mahlzeiten im Verlaufe eines Tages.

KATALPE

Catalpa ovata

Die Katalpe (Trompetenbaum) ist unter den Zierpflanzen eine der dekorativsten. In der chinesischen Literatur erlebte sie ihre Blütezeit zwischen dem 2. und 6. Jahrhundert n.Chr. Anschließend fiel ihr Name eigenartigerweise dem Vergessen anheim. Dieser Baum wurde in vielen Liebesgedichten besungen, in herzzerbrechenden Gedichten von unerfüllten Wünschen und schmachtender Sehnsucht. Cao Zhi (192–223 n. Chr.), Fürst und Dichter, schreibt in seiner Ode »Über die berühmte Hauptstadt«, wo er einige glückliche Tage seines Lebens verbrachte:

»An den Rändern der Stadt,
Wo auf den Straßen die Hähne kämpfen,
Reite im Schritt ich
Unter Katalpen vorbei.«

Ein anonymer Poet gegen Ende der Östlichen Han-Dynastie (25–220) erzählt die tragische Liebesgeschichte eines wider seinen Willen getrennten Paares, an dessen Grab eine Katalpe steht: »Im Osten und Westen pflanzte man Kiefern, Zypressen, Und den Katalpen bereitet man hier eine Heimstatt.« Während der Liang-Dynastie (502–556) sahen die Dichter in der Katalpe das Symbol der weiblichen Schönheit, Zuverlässigkeit und Treue sowie der Ruhe und Geborgenheit. Bao Linghui gibt in seinem Gedicht »Grüne, grüne Ufer« der Schutzfunktion dieses Baumes Ausdruck:

»Schlank, o so schlank späht am Fenster der Bambus.
Dicht, o so dicht rankt am Gittertor sich
Die Katalpe empor.«

Xiao Gang nimmt in seinem »Einsamen Brunnen« die klassischen Bilder der Katalpe, des Brunnens und des Phönix wieder auf, wenn er schreibt:

»Später Frühlingsmond über den Katalpen
Am Brunnen. Auf richtet sich ein neues Gezweig
An alten Ästen, wo hinter Blätterwerk
Seine Brut der Phönix versteckt.«

梓白皮 無毒附葉 植生

梓白皮

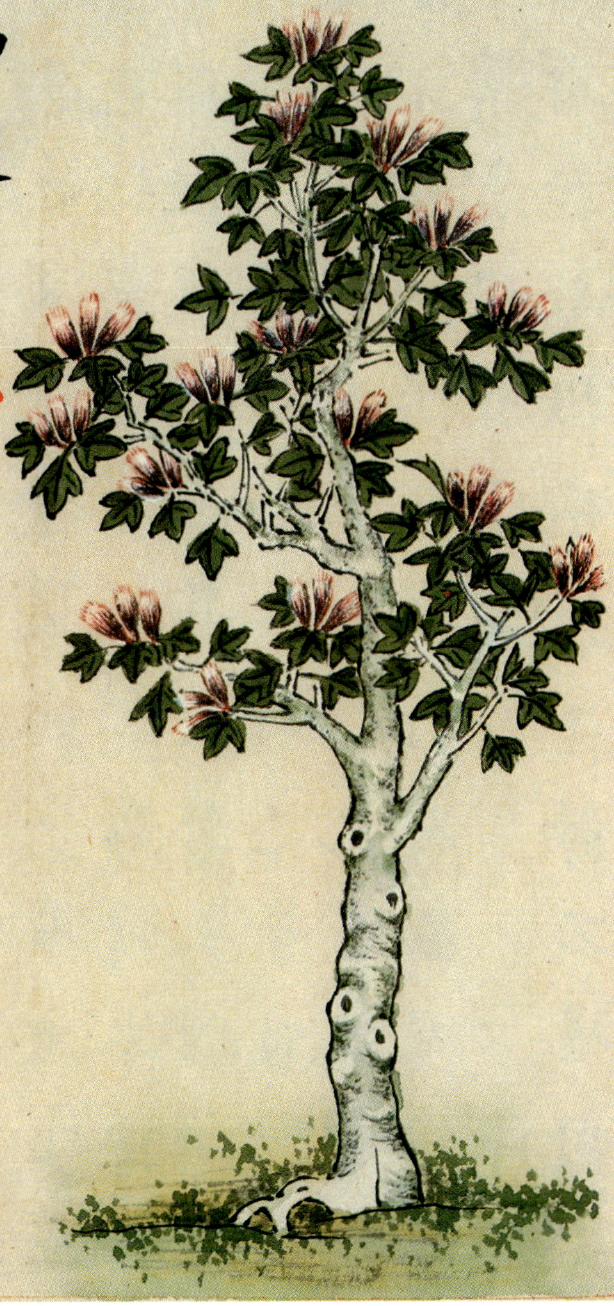

梓白皮。出神農本經 主熱去三蟲○葉擣傅豬瘡飼豬肥大三倍 以上朱字神農本經 皮療目中疾

以上黑字名醫所錄

梓白皮

Weiße Rinde der Katalpe
(Zi bai pi)

以上黑字名醫所錄

Der Text oben, in schwarzen Schriftzeichen, stammt aus den »Privaten Aufzeichnungen berühmter Ärzte«.

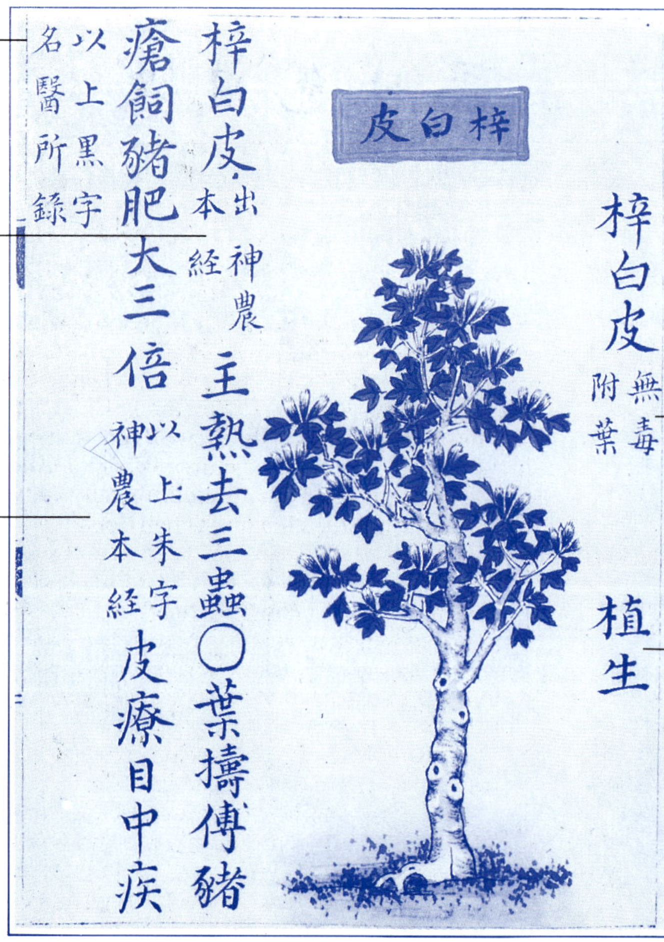

出神農本經

Aus dem »Shen Nong ben cao«

以上朱字神農本經

Der Text oben, in roten Schriftzeichen, stammt aus dem »Shen Nong ben cao«.

無毒附葉

Nicht giftig einschließlich der Blätter (Wu du fu ye)

植生

Zum Anbau geeignet (Zhi sheng)

(Die Rinde) heilt den warmen Husten,
befreit die Eingeweide von den drei Parasiten.
Die zerstampften und auf die Haut aufgetragenen
Blätter heilen Wunden, die von der
Milbenkrätze stammen. Die Blätter gibt man
auch den Schweinen zum Fraß, die dadurch
dreimal so fett werden wie sonst.
Die Rinde heilt
Augenkrankheiten.

Gelbsucht
Stengel der Ephedra: 2 Liang
Wurzel der Forsythie: 2 Liang
Samen der Armeniaca amara: 40 Stück
Samen des Phaseolus (Bohne): 40 Sheng
Frucht des Ziziphus jujuba (Judendorn): 12 Stück
Frische Ingwerwurzel: 2 Liang
Wurzel der Glycyrrhiza (Süßholz: 2 Liang
Rinde der Catalpa ovata: 1 Sheng
Die Ephedra wird in 1 Dou Wasser gekocht. Dann nimmt man die Stengel heraus und gibt die übrigen Zutaten der Flüssigkeit bei. Das Ganze läßt man nun so lange kochen, bis nur noch 3 Sheng Flüssigkeit übrig sind. Diese wird gefiltert, in drei Portionen geteilt und tagsüber getrunken.

Sprichwörter
»Der von den Trompetenbäumen umgebene Ort.«
Damit meint man seinen Geburtsort, das Land der Herkunft.

»Den Maulbeerbaum und den Trompetenbaum ehren.«
Man soll seine Eltern und Vorfahren ehren. Sie sind es gewesen, die diese Bäume gepflanzt haben.

Der Name dieser breitblättrigen Pflanze, die auch in europäischen Parkanlagen und Gärten verbreitet ist, wurde ihr von den amerikanischen Indianern gegeben. Der Baum ähnelt der Paulownia und kann bis zu 15 Metern hoch werden, was auch im Kaiserlichen Ben Cao erwähnt wird.
Geschätzt wird er wegen seiner Schönheit, wegen seines Schattens und seines Holzes, das je nach Art weiß, grau oder braun ist. Die Blüten der Katalpe stehen in aufgerichteten Rispen, die 25 bis 30 Zentimeter lang sind. Die Früchte liegen in länglichen Kapseln, Schoten oder Hülsenfrüchten gleich. Das Kaiserliche Ben Cao meint die Catalpa ovata oder chinesische Katalpe, die von Li Shizhen (1518 bis 1593) »König der Hölzer« genannt wird.
In der kaiserlichen Heilmittelkunde wird Meister Luo Yuan zitiert, wonach »ein Haus, das ganz oder teilweise aus Katalpenholz gebaut ist, niemals einstürzt, nicht einmal bei einem Erdbeben. Und deswegen nennen wir diesen Baum den ›König der Hölzer‹.« Die massiven Särge für bekannte Persönlichkeiten sind aus Katalpenholz gefertigt, ebenso die festen Einbände wertvoller Bücher. Wir finden dieses Holz auch in königlichen Gebäuden, Tempeln und Landhäusern.
Katalpenholz wird verwendet für die berühmtesten Lauten (Pipa), die besten chinesischen Gitarren (Yuejin und Ruanxian). Es verleiht den Instrumenten nicht nur einen außergewöhnlich reinen Ton, sondern macht aus ihnen auch noch seltene Kunstgegenstände.
Der Legende nach stehen die schönsten chinesischen Katalpen in den »Drachentor-Bergen« (Long men shan) in der Provinz Shanxi. Dort sollen – fast ohne Zweige – 30 Meter hohe Bäume wachsen, auf denen der Phönix sein Nest baut.
Um die gewünschten therapeutischen Wirkungen zu erzielen, darf man, so Da Ming, nur die Catalpa ovata verwenden. Und in der Tat, einige Botaniker halten auch die in Europa am weitesten verbreitete Art, die Catalpa bignonioides, für giftig.
Die kaiserliche Apotheke verwendet die Rinde der Wurzel, des Stammes und der Zweige. Man zerbröckelt sie und kocht sie zu einem Aufguß ab. Die Blätter werden im Mörser zerstoßen oder in Wasser abgekocht. Samen und Früchte werden ebenfalls eingesetzt. Die Samen wirken beruhigend und entkrampfend. Früchte, Blätter und Rinde in Form eines Aufgusses bekämpfen alle drei Arten von Würmern, die den Menschen befallen. Mit den Blättern bereitet man medizinische Hautbäder, vor allem bei Krätze. Das »Illustrierte Ben Cao« führt sie auch noch auf als sehr wirkungsvoll gegen Ödeme und Blutergüsse. Im »Tang ben cao« lesen wir noch, daß sie bei Kindern gegen Juckreiz und Hautrötungen helfen, die von der Hitze oder dem Baden stammen. Des weiteren nützen sie bei Erbrechen und Aufstoßen sowie bei Hautgeschwüren.

PFLAUMENBAUM

Prunus

»Plumps, so fallen die Pflaumen.
Unter dem Baum bleiben sieben von zehn.
Die mich gerne freiten, kommen
Bevor der Glückstag vorbei ist.

Plumps, so fallen die Pflaumen.
Unter dem Baum sind von zehn nur noch drei.
Die mich gerne freiten, für die
Ist der Augenblick da.

Plumps, so fallen die Pflaumen.
Wir tun sie in tiefe Körbe.
Die mich gerne freiten,
Die kommen zur Ernte.«

Dieses sehr einfache Volkslied stammt aus dem »Buch der Lieder« (Shi Jing) und war zur Zeit der Westlichen Zhou-Dynastie (1066–771 v.Chr.) sehr beliebt. Der Text spricht von einem Brauch, der dazu diente, arme junge Leute zusammenzuführen. Gegen Ende des Frühlings trafen sich die jungen Männer um die 30 und die jungen Mädchen um die 20 zur Pflaumenernte. Die Paare, die sich bei dieser Gelegenheit fanden, galten als rechtmäßig verheiratet und durften auf die so kostspieligen Hochzeitszeremonien verzichten.

本草品彙精要卷之三十三

果部中品

果之木

梅實 無毒附烏梅白梅

植生

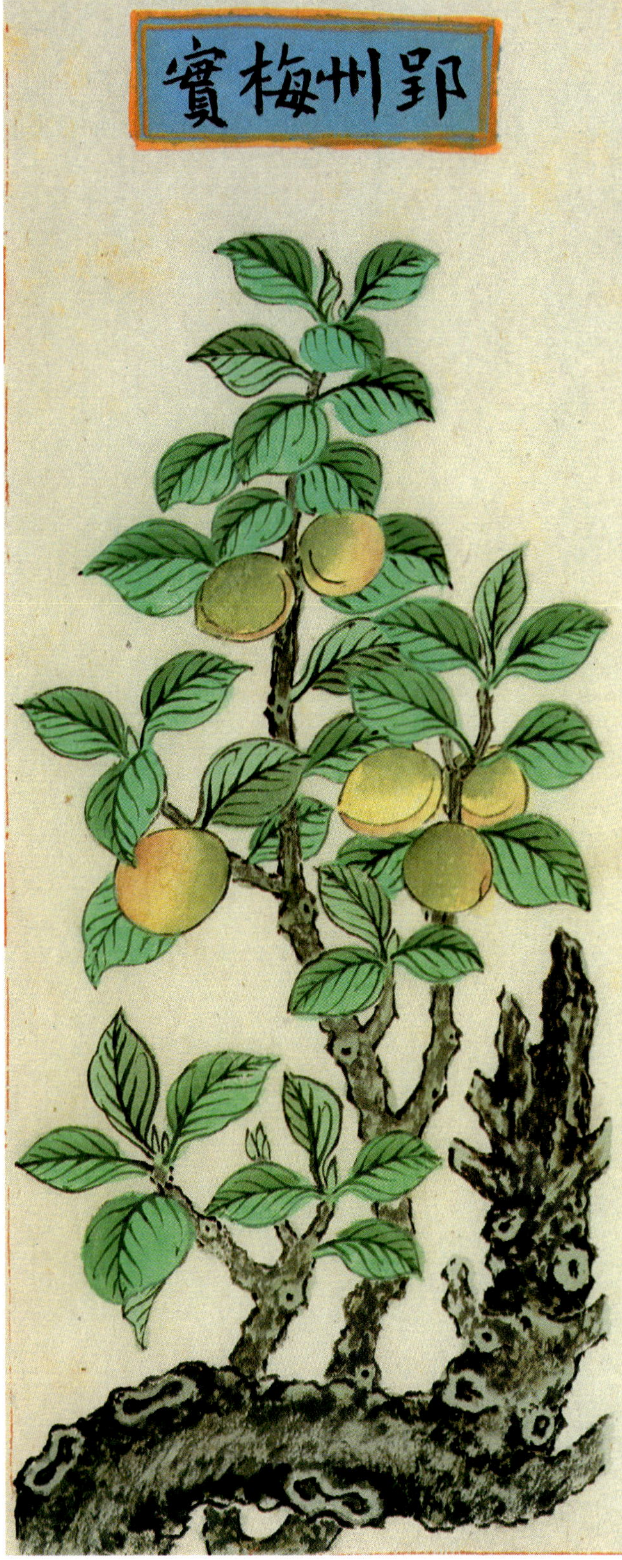

郢州梅實

Pflaume aus Ying Zhou
(Ying Zhou mei shi)

果之木

Holz der Frucht
(Guo zhi mu)

Pflaume aus Ying Zhou (Ying zhou mei shi). Ying Zhou war die Hauptstadt des Staates Zhou.

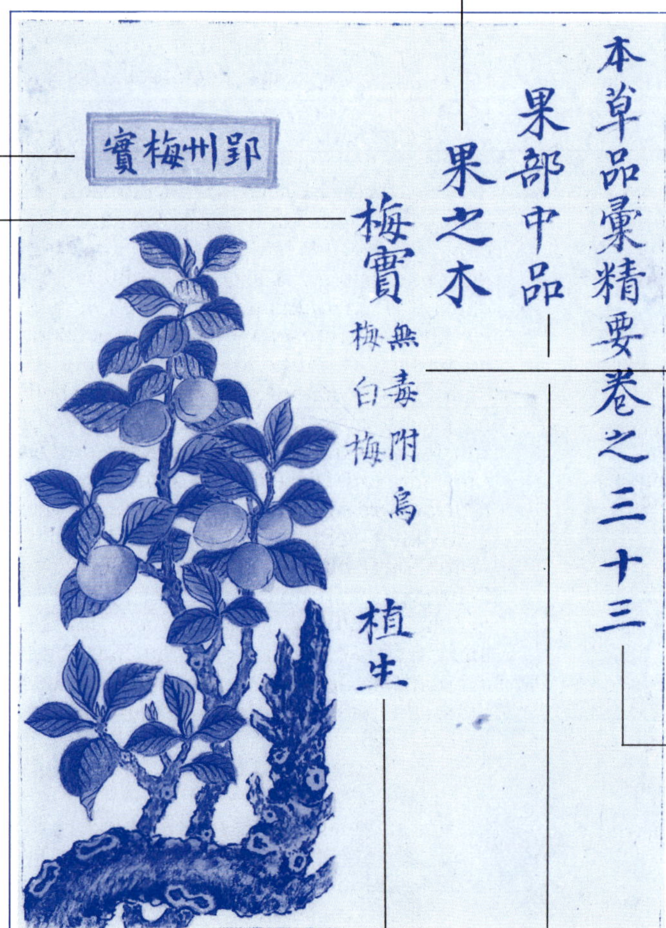

梅實

Pflaume (Mei shi)

無毒附烏梅白梅

Nicht giftig, auch nicht die geräucherten und die weißen Pflaumen

»Wichtige Materia Medica«, 33. Band (Ben cao pin lu jing yao)

植生

Zum Anbau geeignet
(Zhi sheng)

果部中品

Zweiter Teil des Abschnitts »Früchte«

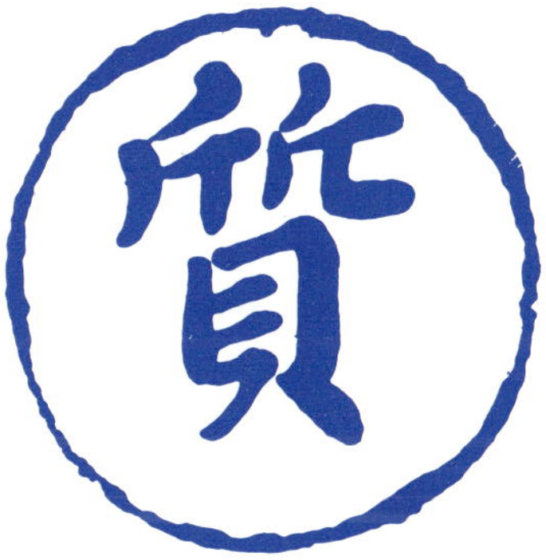

DURCHFALL
Aus geräucherten Pflaumen, einigen Stückchen trockenen Ingwers und Tee aus Fujian werden Pastillen hergestellt. Diese heilen den Durchfall.

SPRICHWÖRTER
»Den Pflaumenbaum anstelle des Pfirsichbaums fällen«, heißt, als Sündenbock dienen.

»Pfirsich- und Pflaumenbaum brauchen nicht zu sprechen.«
Talente erweisen sich von selbst.

»Pfirsiche und Pflaumen füllen das Haus.«
Man hatte und hat auch noch viele Schüler.

»Man will den Durst löschen, indem man die Pflaumen betrachtet.«
Sich mit dem schönen Schein trösten.

Unter der Bezeichnung »Prunus« finden sich viele wertvolle Bäume, darunter auch der Pflaumenbaum (Prunus domestica). Von diesem spricht die chinesische Heilmittelkunde und auch das Kaiserliche Ben Cao.

Der Pflaumenbaum bedeutet für die Chinesen Winter, obwohl er eigentlich im Februar blüht, und zwar noch vor dem Austreiben der Blätter. Vielleicht ist es diese schneeweiße Blütenpracht, die an die kalte Jahreszeit erinnert und von daher zum Symbol des langen Lebens geworden ist.

Während der chinesischen Republik (1912–1948) war die Pflaumenblüte die Nationalblume. Ihre fünf Blütenblätter standen für die wichtigsten ethnischen Gruppen des Landes. Andere indessen sehen darin die fünf Gottheiten des Glücks.

In der kaiserlichen Arzneimittelkunde heißt es: »Im Mai erntet man die gerade eben reifen Pflaumen von der Größe von Aprikosen. Sie werden mit Hilfe der ›hundert Kräuter‹ geräuchert, bis sie fast schwarz sind. Diese heißen dann ›Wu mei‹.«

Eine andere Art sind die Pflaumen, die »gesalzen und an der Sonne getrocknet werden. Sie heißen ›Bai mei‹, ›weiße Pflaumen‹.«

»Die Bäume blühen zu Beginn des Frühlings. Die Früchte setzen im Februar an und sind im Mai reif. Für die Therapien benutzt man die Früchte, ähnlich wie die Aprikosen, die noch grün und sauer oder aber wenn sie gelb und reif sind. Sie schmecken säuerlich und aromatisch. Sie werden vor allem dazu benutzt, die ›dünnen Flüssigkeiten‹ des Körpers zu unterstützen. Sie löschen den Durst, helfen bei Durchfall, der von ›warmen‹ oder ›kalten Eigenschaften‹ verursacht wurde. Man muß aber zuerst die Kerne herausnehmen.«

Nach dem »Illustrierten Ben Cao« (1062) ergeben die »gekochten Blätter einen Aufguß gegen chronischen Durchfall. Die Wurzeln hingegen heilen Rheuma und Arthritis. Die Früchte stärken die Sehnen, bereichern das Blut und beheben die Gliederschmerzen.«

Wu Mei glaubt, daß die »geräucherten Früchte fiebrige Erkrankungen heilen, die von äußeren Erregern verursacht wurden. Sie beruhigen auch bei Gereiztheit und Ruhelosigkeit. Sie senken hohes Fieber und lindern nächtliche Schweißausbrüche. Sie beheben die von zu viel chinesischem Wein ausgelösten Vergiftungserscheinungen sowie Lähmungen und heilen Hautwucherungen. Man kann sie auch als Schlafmittel verwenden. Die weiße Pflaume (Bai mei), aufgeschnitten und aufgelegt, heilten Schwert-, Pfeil-, Speer- und Messerwunden sowie solche, in denen ein Dorn stecken geblieben ist.« Der Verfasser der »Privaten Aufzeichnungen berühmter Ärzte« erwähnt noch, die Pflaume »helfe bei Durchfall, erleichtere Speichelbildung und behebe somit die Trockenheit im Mund.«

Doch Li Shizhen warnt noch einmal: »Nur die grünen, in Salz gelegten und dann getrockneten Pflaumen und die schwarzen geräucherten Pflaumen können als Heilmittel eingesetzt werden.«

ÜBER DIE CHINESISCHE GEISTESWELT

Tabelle der Masseinheiten

Im alten China bedeutete das gleiche Schriftzeichen für eine Maßeinheit unterschiedliche Größen je nach Zeit und Ort. Dadurch wird die Berechnung der Mengenangaben für die Zutaten eines Rezeptes ziemlich problematisch.
Die Herstellung von Heilmitteln beruhte vor allem auf klinischen Erfahrungen. Unsere Angaben hier sollen eine ungefähre Vorstellung von den Maßeinheiten vermitteln.
Wir möchten noch einmal betonen, daß wir nicht die Absicht haben, ein Nachschlagwerk für die Arzneimittelkunde zu verfassen. Bekannterweise betrachtet die chinesische Medizin jedes Individuum als eine unverwechselbare physische und psychische Einheit. Deshalb wird auch jede Behandlung und jedes Rezept auf den einzelnen Fall persönlich abgestimmt.

1 Liang	3 Gramm
11 Sheng	18–30 Gramm
11 Sheng	60–80 Milliliter
11 Fangcunbi	6–9 Gramm
11 Qianbi	1,5 Gramm
11 Chi	30 Gramm
11 Hu = 10 Dou	6–8 Liter
11 Dou = 10 Sheng	6–8 Zentiliter
11 Sheng = 10 Ge	60–80 Milliliter
11 Jin = 16 Liang	48 Gramm
11 Liang = 4 Fen	3 Gramm
11 Fen = 6 Zhu	0,75 Gramm

Qi

Lebenskraft oder Energie. Unsichtbar, formlos, ohne Geschmack oder Geruch. Vom Qi hängen die Gesundheit und die Lebensdauer des Körpers ab. Es nährt sich von den Speisen und Getränken über die Verdauung und von der Luft, die wir atmen. Wenn diese beiden Formen des Qi, das aus der Nahrung und das aus der Luft, sich vereinen und sich im Blutkreislauf einrichten, entsteht das menschliche Qi. Qualität, Menge und Ausgeglichenheit dieses Qi sichern im Menschen die Gesundheit ab oder verursachen Krankheiten.

Yin und Yang

Diese beiden Prinzipien oder Urkräfte des Universums sind einander entgegengesetzt, ergänzen sich und hängen voneinander ab. Im taoistischen Symbol nimmt jede dieser Kraft die Hälfte des Kreises ein. Yin ist das weibliche, negative Prinzip. In der Medizin steht es für den strukturellen oder materiellen Aspekt des Organismus. Yang ist die männliche, positive Kraft, die den agierenden, funktionalen Aspekt des Organismus verkörpert.
Das Gleichgewicht dieser beiden Kräfte im Organismus und in der Außenwelt bestimmt über Gesundheit und Leben. Eine angemessene Diät und Medikamente können einen möglichen Ausgleich dieser Kräfte fördern.

Die fünf Elemente

Die antike philosophische Vorstellung sah im Universum das Ergebnis eines Zusammenwirkens der fünf Elemente: Holz, Feuer, Erde, Metall und Wasser. Diese Vorstellung fand auch in die traditionelle Medizin Eingang.
Die fünf Elemente in ihrem Zusammenwirken formen zwei Zyklen: einen schöpferischen und einen zerstörerischen. Im ersten Zyklus entsteht aus dem Holz das Feuer, aus dem Feuer die Erde, aus der Erde das Metall und aus dem Metall das Wasser. Im zweiten Zyklus beherrscht das Holz die Erde, die Erde das Wasser, das Wasser das Feuer, das Feuer das Metall und das Metall wiederum beherrscht das Holz. Da jedes Lebensorgan einem der fünf Elemente entspricht, ist es wichtig, die Beziehungen unter den Elementen zu kennen, um dann die Beziehungen zwischen den Organen zu verstehen.

Die fünf Organe

Sind das Herz, die Leber, die Milz, die Lungen und die Nieren. In der Tabelle erscheinen sie in ihren Beziehungen zu einigen anderen Elementen und Körperteilen:

HERZ:	LEBER:	MILZ:	LUNGEN:	NIEREN:
Puls,	Sehnen	Muskeln	Haut	Knochen
Zunge	Augen	Mund	Nase	Ohren
Feuer	Holz	Erde	Metall	Wasser
Mars	Jupiter	Saturn	Venus	Merkur
Süden	Osten	Mitte	Westen	Norden
warm	Wind	feucht	trocken	kalt
Rot	Blau	Gelb	Weiß	Schwarz
bitter	sauer	süß	scharf	salzig
Freude	Zorn	Angst	Unmut	Furcht
Pflaume	Pfirsich	Aprikose	Kastanie	Dattel
Hirse, klebrig	Weizen	Hirse	Reis	Korn

DIE VIER MEERE ODER BEHÄLTER

Gemeint ist der Behälter der Gehirnmasse (das Gehirn), der Behälter des Blutes (die Leber), der Behälter der Energie, des »Qi«, (in der Brust) und der Behälter des Wassers und Getreides (der Magen).

DIE NÄGEL

In den alten Texten werden sie als »Überschuß« oder besser als die Ausläufer der Sehnen angesehen. Von daher spiegelt ihr Zustand den der Leber wider, da sie es ist, die die Sehnen mit Blut und Nahrung versorgt.

DIE HAARE

Sie sind ebenfalls »Überschuß« oder Ausläufer des Blutes. Weiße Haare lassen deshalb auf einen nur mehr geringen Vorrat an Blut in der Leber schließen.

DIE ZÄHNE

Sie sind der »Überschuß« oder die Ausläufer der Knochen. Da die Nieren das Mark für die Knochen produzieren und von daher deren Gesundheit sichern, kann man am Zustand der Zähne den der Nieren ablesen.

DIE DREIFACHE WÄRMEQUELLE

Gemeint sind die drei Hohlräume im Körper des Menschen, die für die schöpferische Kraft und den Schutz des Organismus sorgen. Die »obere Wärmequelle« hat die Aufgabe, sich immer wieder mit Luft, Wasser und Nahrung zu versorgen. Hier lagert die energiespendende Materie. Die »mittlere Wärmequelle« wandelt die Stoffe mit Hilfe des Verdauungsapparats um und verwertet die nahrhaften Substanzen. Die »untere Wärmequelle« beseitigt die Schlacke und die überschüssige Flüssigkeit je nach Bedarf.

DIE TÜREN

In den klassischen medizinischen Texten heißen die Lippen mehrfach »die Flügeltüren«, während die Zähne »Haustür« genannt werden, der Kehlkopfdeckel ist »die Atemtür«, während die Schweißdrüsen »die Energietür« oder die »Tür für die bösen Geister« sind.

DIE FÜNF FLÜSSIGKEITEN

Gemäß ihres Ursprungs und ihrer Zuordnung zu den fünf Organen ist der Schweiß die Flüssigkeit des Herzens, die Tränen die der Leber, der Speichel die der Milz, der Nasenschleim die der Lunge und der Auswurf ist die Flüssigkeit der Nieren.

ENERGIE

Im menschlichen Organismus existieren verschiedene Arten von Energie: die »angeborene Lebenskraft«, die aus der Umwandlung »angeborener Substanzen« in den Nieren stammt.
Die »erworbene Lebenskraft«, die man durch die Tätigkeit der Lungen, des Magens und der Milz über den Weg der Verdauung und der Atmung erhält.
Die »schöpferische Lebenskraft« besteht aus den beiden vorgenannten Energien und wird im Organismus in Umlauf gesetzt und schützt gegen äußere Krankheitserreger.

DIE URSACHEN DER KRANKHEITEN

Die Ursachen aller Krankheiten werden in drei Kategorien eingeteilt: exogene (äußere), endogene (innere) und »nicht-endogene« das heißt andere Ursachen. Unter die exogenen Krankheitserreger zählen die »sechs atmosphärischen Einflüsse« oder die »sechs Extreme«: Wind, Kälte, sommerliche Schwüle, Feuchtigkeit, Dürre und Feuer. Unter den endogenen Ursachen sind die »sieben Gemütsbewegungen« zu nennen: Freude, Wut, Schwermut, Angst, Schmerz, Furcht und Schrecken. Unter der dritten Kategorie finden wir die Krankheitsursachen, die mit Ausschweifungen zusammenhängen: im Essen, im Trinken, bei den sexuellen Aktivitäten, bei der Arbeit oder von Stürzen, Tier- und Insektenbissen.

Geschmacksrichtungen

Die fünf Geschmacksrichtungen sind: scharf (frischer Ingwer), sauer (saure Pflaumen), süß (Zucker), bitter (Rhabarber) und salzig (Salz).

Einige Arten der Heilmittelzubereitung

In der klassischen chinesischen Heilmittelkunde basieren die Rezepte auf Kräutern, Wurzeln, Früchten, Mineralien und Tieren. Die Präparate bestehen immer aus mehreren Zutaten, die auf verschiedene Art behandelt werden. Hier einige der gebräuchlichsten:
Aufguß: Die älteste und am häufigsten gebrauchte Methode in der chinesischen Medizin. Die Zutaten werden in Wasser so lange gekocht, bis die Flüssigkeit auf die Hälfte eingekocht ist. Die Dauer des Kochens und die Hitze hängen von den jeweiligen Zutaten ab. Die Flüssigkeit wird dann gefiltert und auf leeren Magen getrunken.
Pillen: Sie werden von Hand mit Hilfe eines Bindemittels wie Honig, Wachs, Mehl sowie Wasser hergestellt, das man den zu feinstem Pulver zermahlenen Zutaten beigibt. In dieser Form halten sich die Mittel lange und verteilen sich langsam im Organismus. Man nimmt 15 bis 20 auf einmal.
Paste: für äußeren wie inneren Gebrauch geeignet.
Medizinische Weine (oder auch Schnäpse): Sie finden als Verteiler der therapeutischen Zutaten Verwendung. Berühmt ist vor allem der Ginsengwein. Die Schnäpse wirken anregend und belebend.

Die fünf klimatischen Bedingungen

Im Kaiserlichen Ben Cao wird oft vom Wetter als dem Verursacher einer Krankheit gesprochen. Im folgenden werden die Beziehungen zwischen den Wetterverhältnissen (in ungewöhnlichem oder nicht zeitgemäßem Ausmaß) und den Eingeweiden dargestellt:

Die Hitze belastet das Herz.
Die Kälte schwächt die Lungen.
Der Wind schädigt die Leber.
Die Feuchtigkeit macht die Milz krank.
Die Dürre beeinträchtigt die Tätigkeit der Nieren.

Die Auswirkungen der Geschmäcke

Zuviel Salz verhärtet den Puls.
Zuviel Bitterstoffe machen die Haut trocken und rauh.
Zuviel Schärfe lassen die Muskeln gefühllos werden.
Zuviel Säure verringert die Geschmeidigkeit des Gewebes.
Zuviel Süße verursacht Knochenschmerzen.

Die fünf Kontrollvorgänge

Das Herz kontrolliert den Puls und den höheren Geist.
Die Lungen kontrollieren die Haut und den niederen Geist.
Die Leber kontrolliert die Muskeln und die Seele.
Die Milz kontrolliert das Fleisch und die Ideen.
Die Nieren kontrollieren die Knochen und den Willen.

Die Beziehungen

Die »umfassende« chinesische Medizin betrachtet den Menschen in seiner physiologischen wie geistigen Existenz, als Individuum und Gemeinschaftswesen, das Erdhafte sowie das Göttliche in ihm.
Ein Beispiel dafür stammt aus dem »Huangdi Nei Jing«, der ältesten medizinischen Schrift, die man dem mythischen »Gelben Kaiser« zuschreibt, die aber in der Zeit der »Streitenden Reiche« (475–221 v. Chr.) verfaßt wurde. Im zweiten Buch lesen wir: »Der Osten läßt den Wind entstehen, der Wind erschafft das Holz, das Holz den scharfen Geschmack, der scharfe Geschmack stärkt die Leber, die Leber ernährt die Muskeln, die Muskeln kräftigen das Herz. Die Leber kontrolliert die Augen, die Augen sind fähig, die Dunkelheit und die Geheimnisse des Himmels zu sehen und das DAO zu erkennen, den richtigen Weg für die Menschheit.«

DIE AUSSPRACHE CHINESISCHER LAUTE

b p m f d t n l g k h s	etwa wie im Deutschen

z = ds; c = ts zh = dsch; ch = tsch sh = sch r = zwischen Zungen-r und französischem »j« wie in »jeune«	+ i: die Konsonanten werden mit Ton gesprochen (alveolare Vokale)

j = dch (ch wie in »ich«) q = tch x = ch y = j (»ja«) yi = i	+ u = ü + uan = üä + ue = üän

Konsonanten + ui = uei

+ un = uen

+ iu = iou

LITERATURHINWEISE

Akupunktur und Moxibustion (Zhen Jiu). Hg. Gesundheitsamt der Provinz Hopei, China. Übers. Johann Litschauer. München: Pflaum 1975

Bencao Gangmu Fufang Fenlei Xuanbian. Research Centre of Traditional Chinese Medicine and Chinese Materia Medica. Beijing 1985 (Untersuchung der Rezepte des Ben Cao Gang Mu)

Berichte aus China 1245–1816. Textband zur Ausstellung »Europa und die Kaiser von China«. Die europäische Sicht 1245 bis 1816. Hg. Christoph Müller-Hofstede u. Gereon Sievernich. Frankfurt/M.: Insel 1985

Burang, Theodor: Die Kunst des Heilens im Fernen Osten. Heilverfahren und Heilmittel. Bern: Origo 1973

Djin Ping Meh. Ein Sittenroman aus der Ming-Zeit. 5 Bde. Übers. v. Otto und Artur Kibat. Hg. Herbert Franke. Zürich: Diogenes 1989 (Diogenes Taschenbücher Nr. 21712)

Djin Ping Meh. Schlehenblüten in goldener Vase. Ein Sittenroman aus der Ming-Zeit. 6 Bde. Übers. v. Otto und Artur Kibat. Zürich: Die Waage 1967–1983

Die drei Reiche. Roman aus dem alten China. Übers. Franz Kuhn. Frankfurt am Main: Insel 1981. (Insel Taschenbuch Bd. 585)

Fazzioli, Edoardo: Gemalte Wörter. 214 chinesische Schriftzeichen. Vom Bild zum Begriff. Ein Schlüssel zum Verständnis Chinas, seiner Menschen und seiner Kultur. Bergisch Gladbach: Gustav Lübbe Verlag 1987

Fu Weikang: Traditional Chinese Medicine and Pharmacology. Beijing: Foreign Language Press 1985

Konfuzius: Gespräche des Meisters Kung. München: Deutscher Taschenbuch Verlag 1985 (dtv Klassik 2165)

Konfuzius: Gespräche (Lun Yü). Übers. Richard Wilhelm. Köln: Diederichs 1987. (Diederichs Gelbe Reihe Bd. 22)

Leung, Albert Y.: Chinesische Heilkräuter. Zeichnungen v. Bing Leung. Übers. Angelika Feilhauer. Köln: Diederichs 1985. (Diederichs Gelbe Reihe)

Li Shi Zhen: Ben Cao Gang Mu. Beijing: People's Medical Publishing House 1985. (Nachdruck der Ausgabe von 1603)

Li Tai-bo: Gedichte. Stuttgart: Reclam. (Reclams Universal Bibliothek Nr. 8658)

Li-tai-pe: Nachdichtungen von Klabund. Aquarelle und Vorwort v. Hannelore Trier. Frankfurt/M.: Insel 1986. (Insel Bücherei Bd. 201)

Li Yi: Bencao Gangmu Xiaofang Jinshi. Shanxi: Science and Education Publishing House 1986. (Untersuchung der Wirksamkeit der Rezepte des Ben Cao Gang Mu)

Needham, Joseph: Wissenschaft und Zivilisation in China. Bd. 1. Frankfurt/M.: Suhrkamp 1984

Ots, Thomas: Medizin und Heilung in China. Annäherung an die traditionelle chinesische Medizin. Hg. Beatrix Pfleiderer u. Thomas Hauschild. Berlin: Reimer 1987. (Krankheit und Kultur)

Pàlos, Stephan: Chinesische Heilkunst. Einführung in Theorie und Praxis der chinesischen Medizin. Rev. u. erw. Neuausg. München: Barth/Scherz 1984

Paulus, Ernst/Ding-Yu-he: Handbuch der traditionellen chinesischen Heilpflanzen. Heidelberg: Haug 1987

Petersohn, Liselotte: Chinesische Medizin ist mehr als Akupunktur. Möglichkeiten und Grenzen eines östlichen, die westliche Medizin ergänzenden Heilsystems. Heidelberg: Haug 1985

Polo, Marco: Il Milione. Die Wunder der Welt. Übers. Elise Guignard. Zürich: Manesse ^{4}1986. (Manesse Bibliothek der Weltliteratur)

Porkert, Manfred: Die theoretischen Grundlagen der chinesischen Medizin. Stuttgart: Hirtzel ^{2}1982

Porkert, Manfred: Klassische chinesische Rezeptur. Zug: Acta Medicinae Sinensis 1984

Porkert, Manfred: Klinische chinesische Pharmakologie. Zug: Acta Medicinae Sinensis 1978

Porkert, Manfred: Lehrbuch der chinesischen Diagnostik. Zug: Acta Medicinae Sinensis ^{2}1983

Pu Yi: Ich war Kaiser von China. Vom Himmelssohn zum Neuen Menschen. Die Autobiographie des letzten chinesischen Kaisers (1906–1967). Hg. u. Übers. Richard Schirach u. Mulan Lehner. München: Hanser ^{4}1987

Die Räuber vom Liang Schan Moor. 2 Bde. Übers. Franz Kuhn. Frankfurt/M.: Insel 1976. (Insel Taschenbuch Bd. 191)

Reid, Daniel P.: Chinesische Naturheilkunde. Übers. Christiane Besel. Wien: Orac 1988

Schnorrenberger, Claus C.: Lehrbuch der chinesischen Medizin für westliche Ärzte. Die theoretischen Grundlagen der chinesischen Akupunktur und Arzneiverordnung. Stuttgart: Hippokrates ^{3}1985

Tang, W. C./G. Eisenbrand: Traditionelle chinesische Arzneimittel pflanzlicher Herkunft. Berlin: Springer 1988

Tao Yuanming: Der Pfirsichblütenquell. Gesammelte Gedichte. Übers. Karl H. Pohl. München: Diederichs 1985. (Diederichs Gelbe Reihe Bd. 58)

Temple, Robert K. G.: China, Land of Discovery and Invention. Wellingborough: Patrick Stephens 1986. (Deutsche Übersetzung in Vorbereitung beim Gustav Lübbe Verlag, Bergisch Gladbach)

Wu Ji Zhi: Zhiwen Bencao. Beijing: People's Medical Publishing House 1984. (Nachdruck der Ausgabe von 1837)

Xie Zhufan/Huang Xiaokai: Dictionary of Traditional Chinese Medicine. Hongkong: The Commercial Press. Ltd. 1984